Nourrir sa santé

Dr Jean-Michel **COHEN**

Nourrir sa santé

Comment orienter son alimentation pour une bonne et longue vie

FIRST
ÉDITIONS

ISBN : 978-2-412-05596-0
Dépôt légal : août 2020
Imprimé en France par Normandie Roto Impression s.a.s. (2001375)

Edition : Elisabeth Boyer
Correction : Albane Destrez
Mise en page : Ma petite FaB – Laurent Grolleau

Éditions First, un département d'Édi8
92, avenue de France
75013 PARIS – France
Tél. : 01 44 16 09 00
Fax : 01 44 16 09 01
E-mail : firstinfo@efirst.com
Site internet : www.editionsfirst.fr

Pour Myriam en particulier,
et pour tous mes enfants et petits enfants,
ainsi que Dan, le nouveau membre de notre famille.
Votre présence est le moteur principal de mon travail
et de mes études.

SOMMAIRE

EN PRÉAMBULE

Plus jeune, je rêvais de boire la potion d'Astérix, pour être le plus fort dans la cour de récréation et imposer ma loi à mes camarades. Hélas, contrairement à Obélix, je n'étais pas tombé dedans petit, et c'est plutôt de la soupe que mes parents essayaient en vain de me faire avaler, prétextant qu'elle faisait grandir.

Adolescent, pendant les périodes d'examens, j'aurais tout donné pour disposer d'une substance qui m'aurait permis d'augmenter ma mémoire comme par miracle pour retenir plus facilement mes cours. Pourtant, après avoir essayé divers produits sur les conseils de mes parents ou de notre pharmacien, il m'a quand même fallu m'atteler à mon bureau.

UNE TRADITION VALIDÉE PAR LA SCIENCE

Depuis la nuit des temps, on ne cesse de créer des recettes magiques, liqueurs de jouvence, élixirs thérapeutiques et autres aliments extraordinaires censés améliorer notre santé ou nos performances. Datant de 1154, le Codex Guta-Sintram, qui réglait la vie des moines de l'abbaye de Marbach, en Alsace, regorge ainsi de conseils et d'instructions pour l'alimentation et la santé. On peut ainsi y lire: « En mai, soigne-toi à l'aide de sangsues, prends une potion pour te purger, mange des aliments froids, des légumes froids et amers. Bois de l'absinthe, de l'aigremoine, de la millefeuille, et tu seras en bonne santé. » À l'autre bout du monde, les Chinois appliquent depuis des millénaires un art de la bonne santé où les saisons et les aliments jouent un rôle majeur. Et l'ayurveda, médecine traditionnelle de l'Inde, place elle aussi l'alimentation au cœur de ses remèdes.

Cette pratique millénaire n'a rien perdu de son actualité. Certes, évolution technologique aidant, on a plutôt tendance à se tourner aujourd'hui vers les compléments alimentaires et autres petites pilules merveilleuses réputées contenir des ressources secrètes pour rajeunir, avoir une jolie peau, avoir du tonus et, surtout, éviter de tomber malade et échapper en particulier au cancer.

Les progrès de la recherche et de la science nous ont en effet permis de mieux connaître le rôle d'un certain nombre de nutriments et micronutriments (vitamines, minéraux, etc.). Parue en 2003, l'étude clinique SU.VI.MAX, qui a consisté à administrer à 13 000 personnes, entre 1994 et 2002, soit un supplément de vitamines et minéraux, soit un placebo, a permis de mettre en valeur les bénéfices des premiers pour la santé: une consommation journalière de 6 mg de bêta-carotène, 1 mg de vitamine A, 120 mg de vitamine C, 30 mg de vitamine E, 100 µg de sélénium et 20 µg de zinc pourrait réduire 31 % des cancers. C'est sur cette base qu'a été élaborée la fameuse recommandation qui nous incite à consommer cinq fruits et légumes par jour (au moins 400 g) pour réduire de 7 à 31 % les risques de cancer.

PAS DE COCKTAIL MAGIQUE !

Il y a quelques années, j'ai moi-même décidé de vérifier s'il existait des aliments particulièrement plus intéressants que d'autres. Je suis parti d'un tableau décrivant la composition nutritionnelle de 450 aliments, avec une douzaine d'informations pour chacun d'eux. Un océan de chiffres !

Loin de me décourager, j'ai d'abord entrepris de faire des moyennes par type de produit, puis de les confronter aux besoins journaliers afin de déterminer les aliments les plus intéressants sur le plan nutritionnel. J'ai obtenu un mur de chiffres absolument invérifiables et d'un intérêt proche du néant, ces données ne permettant absolument pas de décréter de façon scientifique la supériorité de tel ou tel aliment.

J'ai recommencé l'expérience en dressant, pour chaque catégorie de nutriments ou de micronutriments, un hit-parade des 50 meilleurs aliments. Avec cette méthode, à ma surprise et à mon plus grand plaisir, il a été possible de dresser une liste d'aliments aux valeurs nutritionnelles plus performantes que les autres. Ainsi, dans le hit-parade des vitamines, j'ai retrouvé cinq fois le germe de blé, les huîtres, le jaune d'œuf, le foie de veau et… le pâté de foie.

Ont été nominés quatre fois l'abricot sec, le beaufort, le comté, l'emmental, le fenouil, le gouda, le foie de bœuf, le foie de volaille, les lentilles, les moules cuites, le maroilles, les noix, les noix de cajou, l'oseille, le parmesan, le persil, le pissenlit, les pistaches et le pont-l'évêque.

Ce petit jeu m'amusait, mais j'ai vite senti que je risquais de verser dans l'effet gourou en cherchant à tout prix à fabriquer artificiellement un cocktail magique d'aliments.

Finalement, je rejoignais en cela la réflexion des chercheurs en nutrition, qui tournent le dos depuis quelques années à une approche réductionniste, laquelle isole les effets de chaque micronutriment au lieu de prendre l'aliment dans sa globalité.

UNE APPROCHE DIFFÉRENTE

Le contenu de nos assiettes n'échappe pas aux effets de mode. Et celle-ci est encore plus influente quand il s'agit de bénéfices potentiels sur notre santé. C'est pourquoi chaque année qui passe a son aliment magique : artichaut pour maigrir, curcuma contre le cancer, grenade contre les troubles cardio-vasculaires, poudre de baobab aux vertus stimulantes, etc. Le gagnant permet des ventes en flèche soutenues par les buzz qui alimentent la Toile. Je me suis moi-même surpris à me diriger automatiquement vers le rayon bio pour acheter de la farine ou à glisser dans mon panier du thé vert, en me demandant s'il ne pourrait pas m'aider à lutter contre le rhume carabiné qui me tenait alors !

Ce qui ne m'empêche pas, dans ma pratique de médecin nutritionniste, d'être régulièrement agacé par les préconisations qui recommandent tel ou tel aliment pour ses effets magiques supposés. Car les substances actives de ces aliments merveilleux sont-elles en quantité suffisant pour lutter efficacement contre la maladie ? Bien sûr que non ! Je ne nie pas que tel ou tel aliment puisse aider à prévenir des problèmes de santé ou soutenir notre organisme, mais je pense plus pertinent de miser sur la somme des bénéfices des différents aliments que nous mettons dans notre assiette. Consommer en quantité suffisante certains groupes d'aliments dont les bénéfices sont scientifiquement prouvés me semble une approche nettement plus intéressante. Et c'est elle qui préside à l'écriture de ce livre.

J'ai finalement choisi de prendre le problème à rebours : au lieu de raisonner en termes de pouvoir magique d'un aliment, je propose de m'intéresser au pouvoir de tel groupe d'aliments sur les maladies qui peuvent affecter tel système de l'organisme.

On sait désormais qu'un dérèglement du microbiote intestinal (les micro-organismes qui peuplent notre intestin) est impliqué dans le développement du diabète, mais aussi de la maladie d'Alzheimer et de la dépression, et que certains cancers (larynx, prostate ou utérus, par exemple) sont liés à un dysfonctionnement de notre système cardio-vasculaire. Un système immunitaire défaillant nous rend plus vulnérables face aux maladies bénignes (angine, rhume), mais nous permet encore moins de lutter contre certaines pathologies lourdes, en particulier les cancers. Une dégradation cellulaire, et plus spécifiquement de nos cellules souches, qui assurent le renouvellement des cellules spécialisées (cellules cartilagineuses, osseuses, graisseuses, sanguines, cérébrales, etc.), provoque une dégradation de notre santé et une accélération du processus de vieillissement. Enfin, de plus en plus d'auteurs soulignent l'influence des facteurs environnementaux (dont l'alimentation) sur notre patrimoine génétique, ce qui serait susceptible de déclencher des maladies.

Dans ce livre, j'ai donc choisi d'examiner un à un ces différents systèmes pour vous montrer comment leur défaillance est impliquée dans le développement de certains types de maladies, avant de vous proposer des groupes d'aliments susceptibles d'améliorer la situation pour chacun de ses systèmes. Vous trouverez aussi, pour chaque système, des recettes gourmandes et saines qui peuvent vous inspirer et vous accompagner dans votre quotidien.

La nutrition, je le répète, doit être envisagée dans une approche globale: c'est pourquoi vous pourrez constater que l'action de certains aliments couvre plusieurs systèmes de l'organisme. Dans le même esprit, n'oubliez jamais qu'un seul aliment ne vous évitera pas la maladie et ne pourra pas vous guérir, mais retenez que votre alimentation, si elle intègre en quantité suffisante certains groupes d'aliments bénéfiques, pourra vous aider à préserver votre santé et même à faire face à certaines pathologies.

INTRODUCTION

QUELQUES VÉRITÉS SIMPLES SUR LA SANTÉ ET SUR LES ALIMENTS

On meurt rarement de « simple » vieillesse : il y a presque toujours une maladie en cause, responsable de l'accélération de la dégradation physique. Or, grâce à mon métier, j'ai appris ces dernières années que si notre mode de vie est souvent la première cause de certaines pathologies parmi les plus fréquentes (trouble cardiaque, diabète, hypertension…), il peut aussi, à l'aide de certains changements dans nos habitudes, les enrayer… voire les faire disparaître ! Et l'alimentation est au premier plan de cette démarche.

Ce n'est d'ailleurs pas un hasard si on a vu fleurir ces dernières années des compléments alimentaires pour cibler tel ou tel problème : plus de fibres contre la constipation, plus de calcium pour la solidité des os, des probiotiques pour la flore intestinale, etc. Mais il n'est pas nécessaire de céder à l'appel des industriels : les aliments naturels, doués de nombreuses vertus, suffisent amplement. Et c'est précisément ce lien entre aliments et santé que ce livre explore. Avant d'entrer dans le vif du sujet, je vous propose ici quelques rappels qui pourront sembler évidents à certains, mais qui ont le mérite, à mes yeux, de clarifier les choses.

UNE MISE AU POINT SUR LA SANTÉ

Aussi paradoxal que cela puisse paraître, pour parler de la santé, je vais commencer par évoquer la maladie. Le dictionnaire en ligne CNRTL la définit comme une « altération de l'état de santé se manifestant par un ensemble de signes et de symptômes perceptibles directement ou non, correspondant à des troubles généraux ou localisés, fonctionnels ou lésionnels, dû à des causes internes ou externes et comportant une évolution* ». Cette notion d'altération de l'état de santé se retrouve dans tous les dictionnaires (du Larousse au Robert en passant par celui de l'Académie française) et autres traités de médecine.

Pour ma part, j'ai envie de jeter un pavé dans la mare en affirmant ici qu'aucun d'entre nous n'est en bonne santé. C'est une certitude pour moi. Tout comme je sais de façon certaine que nous ne sommes pas tous en mauvaise santé.

La réalité, c'est que chacun de nous porte soit une maladie débutante, que notre corps réussit à combattre, soit une maladie déclarée dont notre organisme parvient à limiter l'extension, ce qui fait que *nous sommes et restons* en « bonne santé », mais que nous ne pouvons pas affirmer que nous *avons* une bonne santé. La différence est subtile mais réelle. Cela signifie que notre corps possède des mécanismes de défense multiples et puissants et, en

* www.cnrtl.fr/definition/maladie

même temps, qu'il est l'objet d'agressions à répétition qui le menacent en permanence.

En 2004, deux chercheurs américains[1*] ont ainsi montré que beaucoup de personnes sont porteuses de cancer sans le savoir. Des autopsies ont révélé que 40 % des femmes décédées entre 40 et 50 ans présenteraient des petites tumeurs cancéreuses dans les seins, alors que ce cancer n'était établi que pour 1 % des femmes de cette tranche d'âge. De la même manière, 50 % des hommes entre 50 et 60 ans seraient porteurs de lésions cancéreuses dans la prostate, pour un taux de 0,1 % d'un cancer effectif pour cette tranche d'âge au moment de l'étude. Plus encore, 100 % des personnes de plus de 70 ans auraient des lésions cancéreuses dans la thyroïde. Aucun des sujets étudiés par nos deux chercheurs ne sont décédés d'un cancer. Ils en étaient porteurs, mais ne l'ont pas développé. Les scientifiques ont conclu que notre corps est doté de systèmes de défense qui sont en alerte permanente pour nous protéger des agressions intérieures ou extérieures.

Pour être en « bonne santé », il faut donc permettre un processus de régulation naturel dans l'organisme, de telle sorte que ses capacités de défense viennent compenser les agressions. Dans le jargon scientifique, on parle d'homéostasie. C'est ce qui se produit dans la médecine de réanimation ou de soins intensifs. Il s'agit de rétablir l'équilibre des fonctions organiques : équilibre de tous les métabolites (minéraux, globules, liquides, etc.), pression

* Les études évoquées dans le texte sont référencées en fin d'ouvrage et désignées par des notes numérotées.

respiratoire stable, pression artérielle ni trop haute ni trop basse. Bref, les médecins recherchent le fonctionnement équilibré (et non pas optimal) de tous les organes entre eux. Cet état ne permet pas de guérir, mais permet au corps de retrouver ses capacités à lutter contre la maladie ou les facteurs critiques.

Dans un contexte moins extrême, j'aimerais aussi attirer votre attention sur les médicaments. Loin de moi l'idée de les déclarer inutiles et de vous inciter à ne pas en prendre, mais nous avons tendance à en abuser. Certaines personnes âgées en prennent jusqu'à 10 par jour. Or, les risques sur la santé sont bien réels : troubles digestifs, maux de tête, fatigue, troubles cardiaques ou altération de la fonction rénale. Et même sans pathologie lourde, nous avons souvent tendance à recourir à ces substances chimiques (antibiotiques ou antidouleurs en particulier). Le problème, c'est que cette surconsommation n'est pas sans effet sur notre santé : d'une part, elle fragilise notre microbiote dont le déséquilibre est impliqué dans le développement de nombreuses pathologies ; d'autre part, elle altère les capacités de défense de l'organisme (son système immunitaire), rendant celui-ci de moins en moins résistant pour faire face aux agressions.

On sait désormais qu'une consommation régulière de certaines catégories d'aliments permet de maintenir dans un état d'équilibre (un état homéostatique) les différents systèmes de défense de l'organisme, voire de les réparer lorsqu'ils sont fragilisés. Ils sont comme une armée avec ses différents corps militaires qui se coordonnent pour combattre la menace. J'étudierai dans ce livre les principaux, au nombre de cinq :

1. le microbiote, et ses fameuses bonnes bactéries (voir page 39) ;

2. le système vasculaire, la force de ravitaillement du corps (page 85) ;

3. le système immunitaire, le général en chef de la lutte contre les agressions (voir page 119) ;

4. le système de renouvellement cellulaire, en particulier des cellules souches (voir page 145).

5. le patrimoine génétique et sa régulation épigénétique (voir page 177).

LES ALIMENTS QUI TRAVAILLENT À VOTRE SANTÉ

Vous découvrirez dans ce livre comment certains aliments et catégories d'aliments peuvent potentialiser l'équilibre des cinq principaux systèmes de défense de l'organisme. Je vous propose ici une liste de ces aliments, en indiquant également le ou les systèmes sur lesquels ils agissent. En effet, plutôt que de vous attacher à l'un ou l'autre de ces aliments, ou bien à l'un ou l'autre des cinq systèmes que nous passerons en revue, je vous invite à privilégier une approche globale de votre assiette et de votre santé. Cette liste vous permet ainsi d'appréhender d'un coup d'œil les ingrédients sur lesquels vous allez pouvoir miser désormais.

Légumineuses	Équilibre du microbiote (p. 74)
Mangues	Renouvellement cellulaire (p. 165)
Noix	Équilibre du microbiote (p. 72)
Oléagineux	Système vasculaire (p. 105)
Pépins de raisin	Renouvellement cellulaire (p. 155)
Piment	Système immunitaire (p. 136)
Poissons	Code génétique (p. 191)
Poissons gras	Système vasculaire (p. 160) Renouvellement cellulaire (p. 191)
Poivre	Renouvellement cellulaire (p. 167)
Pommes	Système vasculaire (p. 98)
Pousses de bambou	Équilibre du microbiote (p. 71)
Soja	Système vasculaire (p. 100)
Thé noir	Renouvellement cellulaire (p. 167)
Thé vert	Système vasculaire (p. 102) Système immunitaire (p. 137)
Tomates	Système vasculaire (p. 96)
Vin rouge	Équilibre du microbiote (p. 76) Système vasculaire (p. 108) Renouvellement cellulaire (p. 157)
Yaourts	Équilibre du microbiote (p. 66)

QUELQUES NOTIONS DE BASE SUR LE RÔLE DES ALIMENTS

Dans ce livre, j'essaye d'être le moins technique possible, mais je ne pourrai pas éviter de recourir à une terminologie propre à la nutrition. Avant d'entrer dans le cœur du sujet, je vous propose un rappel des notions essentielles.

Le fonctionnement de l'organisme exige un apport constant de matière et d'énergie. Cet apport est fourni par les nutriments, qui se répartissent en trois grandes familles : les macronutriments, les micronutriments et les fibres.

Les macronutriments

Les macronutriments soutiennent les fonctions fondamentales de l'organisme en lui apportant de l'énergie pour fonctionner et en soutenant la structure du corps. Cette famille comprend les protéines, les glucides et les lipides.

Les protéines

Ce sont les briques de l'organisme, sa structure (peau et organes), mais elles assurent aussi son fonctionnement, car elles sont indispensables à la fabrication des hormones, des anticorps (pour nous protéger des infections) et des enzymes, ainsi que dans de très nombreux processus, comme la coagulation.

Une protéine est une molécule constituée de protéines plus petites que l'on appelle les **acides aminés**. Ces derniers se divisent en deux catégories : les acides aminés **essentiels** (notre corps ne sait pas les fabriquer et ils doivent donc être apportés par l'alimentation) et les acides aminés **non essentiels** (notre corps les fabrique à partir des acides aminés essentiels).

Les glucides

Dans cette famille, on trouve des **glucides complexes** (ou glucides/sucres lents) et des **glucides simples** (ou glucides/sucres rapides). C'est leur vitesse de passage dans le sang qui distingue ces deux catégories. Les sucres rapides, comme leur nom l'indique, sont vite absorbés, contrairement aux sucres lents. Or, quand il y a trop de sucre dans le sang, l'organisme doit rapidement le faire passer dans les cellules, ce qui entraîne un stockage en excès.

À l'inverse, les sucres complexes, ou glucides lents, doivent être préalablement digérés, donc coupés progressivement lors de leur passage dans l'intestin, permettant ainsi aux molécules de glucose* d'arriver petit à petit dans la circulation sanguine.

Les lipides

Les matières grasses de notre corps peuvent être apportées par les aliments ou fabriquées par l'organisme. Les lipides, ou acides gras, constituent notre source majeure d'énergie. Ils participent, avec les protéines, à la structure de notre corps. Ce sont eux qui rendent notre peau imperméable et ils sont un composant important de nos cellules, dont nos cellules cérébrales. Ils forment également une enveloppe

* Le glucose est le principal glucide que le corps utilise pour fonctionner et couvrir sa dépense énergétique. Il est apporté par les aliments ou fabriqué par l'organisme à partir des glucides qu'il ingère.

protectrice qui sert à la cicatrisation, tout en constituant une réserve d'énergie pour aider l'organisme à faire face aux situations de dénutrition. Par ailleurs, les acides gras contribuent au transport de certaines vitamines et sont impliqués dans de nombreuses réactions chimiques dans l'organisme.

Je ne rentrerai pas ici dans une étude exhaustive des lipides. Je voudrais simplement rappeler que parmi les **acides gras essentiels** (que notre corps ne peut pas fabriquer seul) figurent les fameux **oméga-3** et **oméga-6**. Ces lipides sont indispensables pour favoriser la coagulation et le bon fonctionnement des systèmes immunitaire et anti-inflammatoire. Ils pénètrent par ailleurs dans toutes les membranes cellulaires pour réguler le passage des nutriments. Ils participent aussi à la croissance et au renouvellement de la peau. On a même découvert que les oméga-3 pouvaient diminuer le risque de troubles cardio-vasculaires après un infarctus du myocarde.

Les **acides gras saturés** sont indispensables à la structure des cellules. Notre corps peut les fabriquer à partir des graisses que nous ingérons. C'est la raison pour laquelle il n'est pas nécessaire d'en consommer de grandes quantités. Ils se retrouvent aussi bien dans les produits issus d'animaux que dans certaines sources végétales (huile de coco et beurre de cacao).

Les **oméga-9**, enfin, sont composés principalement d'acide oléique que l'on trouve en quantité importante dans l'huile d'olive. L'acide oléique protège nos membranes cellulaires et abaisse le cholestérol sanguin en diminuant le cholestérol LDL (« mauvais cholestérol ») et en élevant le cholestérol HDL (« bon cholestérol »).

Les micronutriments

Vitamines, oligoéléments et minéraux sont des molécules qui interviennent dans la plupart des réactions chimiques ou biologiques de l'organisme.

Les vitamines

Les vitamines sont des composés chimiques produits par les plantes et par les animaux. Notre corps en a besoin pour fonctionner. Il ne peut les trouver que dans l'alimentation, d'où l'importance de varier ce que nous mangeons pour couvrir tous nos besoins.

On compte en tout 13 vitamines (voir tableau), chacune ayant des fonctions spécifiques. Certaines sont solubles dans l'eau (hydrosolubles), d'autres dans les graisses (liposolubles), ce qui souligne l'importance des lipides dans notre alimentation.

Les vitamines A, C et E jouent un rôle antioxydant, ce qui signifie qu'elles empêchent l'oxydation de certains éléments chimiques, laquelle accélère le vieillissement des cellules et l'apparition de maladies.

Vitamine	Rôle
Vitamine A (rétinol et bêta-carotène)	Antioxydant et anti-infectieux, vision nocturne, production de mélamine et santé de la peau, croissance chez les enfants
Vitamine B1 (thiamine)	Assimilation des aliments, métabolisme des protéines, lipides et glucides, production d'énergie, système nerveux
Vitamine B2 (riboflavine)	Production d'énergie, assimilation des autres vitamines du groupe B, santé de la peau, des cheveux et des ongles, système nerveux
Vitamine B3 (PP ou niacine)	Métabolisme des protéines, lipides et glucides, baisse du taux de triglycérides dans le sang, système nerveux, synthèse hormonale, synthèse de la kératine
Vitamine B5 (bépanthène)	Anti-infectieux, cicatrisation de la peau, santé des cheveux, système nerveux, fertilité
Vitamine B6 (pyridoxine)	Absorption du magnésium, métabolisme des protéines, lipides et glucides, formation de l'hémoglobine, transformation du tryptophane en vitamine B, synthèse hormonale et des neurotransmetteurs
Vitamine B8 (biotine)	Métabolisme des protéines, lipides et glucides
Vitamine B9 (acide folique)	Synthèse et renouvellement de l'ADN et des cellules sanguines, synthèse des hématies
Vitamine B12 (cobalamine)	Synthèse et renouvellement de l'ADN et des cellules sanguines, système nerveux
Vitamine C	Antioxydant, système immunitaire, absorption du fer
Vitamine D	Assimilation du calcium et du phosphore, consolidation osseuse, anti-infectieux
Vitamine E	Maintien du système immunitaire, antioxydant, diminution du cholestérol LDL, stimulation de la fertilité
Vitamine K	Coagulation du sang, minéralisation des os

Les minéraux et les oligoéléments

Les minéraux se trouvent dans la roche et dans le sol. Absorbés par les plantes via leurs racines, ils intègrent alors la chaîne alimentaire, par les végétaux que nous mangeons et par la viande dont nous nous nourrissons (les animaux mangent en effet des plantes).

Minéraux et oligoéléments participent à l'ensemble des fonctions de l'organisme (voir tableau). L'eau, les végétaux et la plupart des aliments contiennent toujours un ou plusieurs de ces composants. Le calcium, le phosphore, le sodium et le potassium sont les plus indispensables à l'équilibre global du corps.

Minéral	**Rôle**
Sodium	Équilibre hydrique et acido-basique
Chlore	Équilibre hydrique et acido-basique
Calcium	Principal composant des os et des dents, coagulation du sang, contraction musculaire
Phosphore	Santé des os et des dents, croissance et renouvellement des tissus, maintien du pH sanguin
Soufre	Synthèse de deux acides aminés essentiels, la méthionine (protège le foie, détoxique l'organisme et stimule la santé des cheveux) et la cystéine (antioxydant, prévention de l'athérosclérose et de l'arthrite)
Magnésium	Absorption du calcium, lutte contre les manifestations du stress, augmentation de l'activité du système immunitaire
Potassium	Équilibre du pH dans le sang, stimulation de la production par l'estomac d'acide chlorhydrique (qui favorise la digestion)

Oligoélément	Rôle
Fer	Synthèse de l'hémoglobine, processus cellulaires divers (dont la respiration et la division cellulaire)
Cuivre	Formation des globules rouges, défenses immunitaires, minéralisation osseuse
Zinc	Système immunitaire, métabolisme des protéines
Fluor	Constitution des dents, renforce leur émail
Iode	Production des hormones thyroïdiennes T3 (régule le métabolisme) et T4 (précurseur de l'hormone T3)
Sélénium	Système immunitaire, antioxydant
Chrome	Amélioration de la sensibilité à l'insuline, pour une bonne assimilation des sucres
Autres oligoéléments : brome, nickel, manganèse, arsenic, cobalt, molybdène, silicium, vanadium.	

Les phytonutriments

Ces composés chimiques qui proviennent des plantes ont des effets bénéfiques sur la santé, mais ils ne sont pas indispensables à notre survie, contrairement aux vitamines. Vous pouvez manquer de certains phytonutriments pendant des mois, voire des années, et rester en vie. Cependant, les régimes alimentaires riches en phytonutriments sont associés à une meilleure santé globale et à une prévention de bon nombre de maladies dégénératives. Voici les principales catégories.

➔ **Les polyphénols** sont des composés produits par les plantes pour assurer leur protection. Les végétaux ne pouvant ni se cacher ni s'enfuir en cas d'agression, ils ont développé des défenses chimiques au fil de l'évolution. Ces composés peuvent protéger des ultraviolets les cellules délicates des plantes grâce aux anthocyanes, des pigments allant du rouge au pourpre – les myrtilles en sont bien pourvues, d'où leur intérêt pour la santé. D'autres, responsables du parfum ou de la saveur des végétaux, sont produits pour dissuader des organismes parasites ou pour attirer les insectes pollinisateurs. D'autres encore ont une action antibactérienne ou antimycosique. On compte des centaines de polyphénols !

➔ **Les carotènes** sont les pigments jaune vif et orange que l'on trouve dans quantité de végétaux. Ils les protègent des ultraviolets et absorbent la lumière pour améliorer la photosynthèse. Ils forment une grande famille et sont réputés avoir des effets bénéfiques pour la santé : protection de l'œil, réduction des risques de cancer, action antioxydante, synthèse de la vitamine A par l'organisme, etc. Ce groupe inclut le bêta-carotène, qui donne aux citrouilles et autres courges leur belle couleur, l'alpha-carotène, disponible dans les carottes et les oranges, ou encore le lycopène, que l'on trouve dans les tomates et les pastèques. En fait, la plupart des fruits rouges ou orangés contiennent plusieurs types de carotène.

➔ **Les antioxydants** sont aujourd'hui à la mode dès qu'il est question de santé. Ils ne forment pas un groupe proprement dit, mais une propriété chimique que possèdent différentes substances. Ils empêchent les réactions chimiques de l'oxygène avec d'autres substances. Leur rôle est majeur, car l'oxydation de l'ADN est associée au vieillissement et aux maladies dégénératives. Même si l'on n'a pas encore pu prouver les bénéfices santé de tous les antioxydants (on en compte plusieurs centaines), les chercheurs continuent de faire des découvertes fascinantes sur la plupart d'entre eux.

Les fibres

Les fibres sont l'ensemble des composants alimentaires non digestibles. Elles n'apportent aucun nutriment, mais jouent un rôle fondamental dans les processus de digestion, comme le montrent les découvertes récentes sur l'intestin.

La teneur en fibres des végétaux varie selon leur famille botanique, mais également en fonction du degré de maturité du végétal, des conditions de culture et des traitements qu'il a pu subir.

Selon leur structure, les fibres ne réagissent pas toutes de la même façon en présence d'eau. On distingue deux catégories : les **fibres solubles**, qui sont dissoutes dans l'eau et augmentent ainsi la viscosité du milieu où elles se trouvent en formant des solutions épaissies, et les **fibres insolubles**, qui restent entières quand elles sont associées avec de l'eau.

Au niveau du tube digestif, les fibres ralentissent le passage du sucre dans le sang et limitent le passage dans le corps du cholestérol et des substances toxiques issues de notre environnement, réduisant ainsi les risques d'obstruction des artères et des vaisseaux en général, dont ceux du cerveau. De nombreuses études montrent que la consommation régulière de fibres alimentaires réduirait la mortalité en diminuant les risques de syndromes métaboliques (cholestérol, hypertension, diabète) et en protégeant des maladies cardio-vasculaires. Leur apport limite également le risque de survenue d'un cancer colorectal, de maladies respiratoires et d'infections. Enfin, grâce à leur effet rassasiant et acalorique, elles contribuent à limiter la prise de poids.

1

RENFORCER VOTRE MICROBIOTE

Le microbiote est en quelque sorte la marine de notre armée. Des bateaux et des sous-marins remplis de soldats qui sillonnent tout notre corps. Pour le défendre, mais aussi pour prévenir les attaques ennemies. Partout où il y a du liquide et des surfaces en contact avec l'air, cette armée occupe le terrain.

Depuis une vingtaine d'années, la science ne cesse d'en découvrir davantage sur l'importance du microbiote.

CE QUE DIT LA SCIENCE

Le microbiote humain correspond à l'ensemble des micro-organismes qui ont colonisé notre corps et avec lesquels nous cohabitons : il est composé de 100 000 milliards de bactéries, auxquelles il faut ajouter des virus, des champignons et des protozoaires, le tout représentant une masse d'environ 1 kg. Sa composition diffère selon les surfaces colonisées : on distingue ainsi le microbiote cutané, le microbiote vaginal, le microbiote urinaire, le microbiote respiratoire, le microbiote ORL et le microbiote intestinal, de loin le plus important.

Si la recherche sur le microbiote s'est considérablement développée, ce système est loin d'avoir livré ses secrets. On le suspecte de faire le lien entre notre cerveau, notre intestin (le deuxième cerveau) et le reste de l'organisme. Certaines études établissent cependant des corrélations entre l'état du microbiote et le développement de l'obésité, de la maladie d'Alzheimer et de la maladie de Parkinson, de certains cancers et de la dépression.

Dès les premiers mois de la vie

On a longtemps considéré que le placenta était un environnement stérile, mais les travaux de chercheurs américains, en 2012, ont montré la présence de bactéries (d'une faible diversité) dans le tissu placentaire. Ces bactéries participent au bon développement de l'embryon et au bon déroulement de la grossesse. Plus spécifiquement, elles pourraient stimuler les défenses immunitaires du fœtus.

Mais c'est essentiellement au moment de l'accouchement, par la rencontre avec le microbiote vaginal, fécal et cutané de la mère, que se produit la colonisation de l'organisme par les bactéries, essentielles pour le développement du système immunitaire. Ce microbiote n'est pas encore mature, mais il comporte déjà une importante diversité bactérienne. En revanche, pour les bébés nés par césarienne, l'implantation bactérienne ne peut se faire que par voie cutanée : leur microbiote est donc moins riche (d'un tiers à l'âge d'un mois) que celui des bébés nés par voie naturelle, avec en particulier un nombre moins important de certaines bactéries, entre autres les bifidobactéries (bactéries probiotiques). Entre six et neuf mois, l'écart s'est largement résorbé, mais on sait désormais que cette différence durant les six premiers mois de vie a des conséquences sur le système immunitaire.

La flore bactérienne du nouveau-né s'enrichit également en fonction de son alimentation (le lait maternel favorise le développement des probiotiques). Les facteurs environnementaux jouent aussi un rôle important : des chercheurs ont mis en évidence que l'utilisation fréquente (au moins une fois par semaine) de produits détergents dans la maison pouvait altérer le microbiote des enfants. Enfin, une hospitalisation éventuelle et des traitements médicamenteux peuvent aussi fragiliser la flore bactérienne des tout-petits.

Le microbiote des nourrissons se modifie de nouveau au moment du sevrage, avec l'introduction de nouveaux aliments, notamment solides (viandes, féculents, légumes). Grâce à ces nouveaux apports, le microbiote des bébés devient de plus en plus riche et finit par être similaire à celui des adultes.

Un microbiote intestinal trop peu diversifié chez le nouveau-né pourrait donc avoir des conséquences sur son système immunitaire, mais aussi sur le risque de développer plus tard certaines maladies et pathologies comme l'obésité et le diabète de type 1, ou encore des allergies.

Par ailleurs, on sait que la prise d'antibiotiques affecte la diversité du microbiote, mais c'est encore plus vrai chez les bébés de moins de six mois. Une étude a montré que des enfants qui présentaient des allergies à l'âge de sept ans avaient déjà un microbiote faiblement diversifié à l'âge d'un mois. L'implantation du microbiote se faisant très tôt, les premiers mois sont donc cruciaux.

Microbiotes et allergies

Aujourd'hui, le seul moyen de prévenir une réaction allergique consiste à éviter complètement les aliments incriminés. Les scientifiques recherchent de nouveaux traitements pour prévenir les allergies, voire les éliminer. Les récentes découvertes suggèrent qu'une altération du microbiote intestinal pourrait jouer un rôle majeur dans leur développement.

Pour aller plus loin, des chercheurs de l'hôpital pédiatrique de Boston et de la Brigham and Women's Hospital ont analysé les selles de 56 nourrissons présentant une allergie alimentaire et 98 nourrissons sans allergie, et ont réussi à mettre en évidence des profils bactériens différents. Ils ont ensuite transplanté des échantillons du microbiote fécal des nourrissons sur des souris porteuses d'une allergie alimentaire (notamment aux œufs), et ont pu constater que les souris qui avaient reçu le microbiote des nourrissons sans allergie étaient mieux protégées contre l'allergie aux œufs que celles qui avaient reçu celui des nourrissons présentant une allergie.

Les chercheurs ont alors réussi à identifier plusieurs bactéries dérivées de l'intestin humain et qui seraient susceptibles de protéger des allergies alimentaires – du moins chez les souris[2]. Si les résultats devaient être confirmés chez l'être humain, cela représenterait un progrès majeur dans la prise en charge des allergies.

Le microbiote pour aider à lutter contre le cancer

On sait désormais que certains microbes intestinaux favorisent la croissance de tumeurs, tandis que d'autres augmentent l'efficacité des traitements anticancéreux.

En 2016, une équipe de chercheurs a montré que deux espèces de bactéries présentes dans l'intestin pouvaient booster l'efficacité des chimiothérapies à base de cyclophosphamide, une molécule chimique utilisée dans le traitement de nombreux cancers. L'administration de cette molécule modifie l'équilibre du microbiote, rendant ainsi la barrière intestinale poreuse, ce qui favorise le passage dans le sang et les ganglions lymphatiques de bactéries qui restent d'habitude localisées dans le système digestif. Il s'agit là d'une réponse de défense dirigée contre ces bactéries, avec l'entrée en action de nouvelles cellules immunitaires soutenant celles qui ont été activées par la chimiothérapie. Ainsi, un des effets secondaires potentiellement délétères du cyclophosphamide contribue à augmenter son efficacité contre les tumeurs[3] !

Plus étonnant encore, une étude pionnière réalisée par des chercheurs de l'université de Tel-Aviv et par une équipe de l'hôpital Ichilov, à Tel-Aviv aussi, a révélé qu'un antibiotique utilisé contre les bactéries intestinales pouvait faire disparaître les polypes précancéreux du côlon, quatrième cause de mortalité dans le monde. Après avoir testé sur des souris de laboratoire l'efficacité de cet antibiotique, les chercheurs l'ont essayé sur dix patients, pour un traitement d'une durée de quatre mois. Les analyses de contrôle ont révélé une réduction de la prolifération des polypes et la restauration de l'activité des cellules contre les tumeurs cancéreuses. Non seulement l'antibiotique a réussi à freiner l'évolution du cancer, mais il a également augmenté la capacité des cellules saines à se battre contre les cellules malades.

Peut-être un jour pourrons-nous soigner un cancer en injectant des bactéries ou en utilisant des antibiotiques. C'est la folle histoire du microbiote !

Maladie de Parkinson : un lien avec le microbiote ?

L'origine de la maladie de Parkinson pourrait se trouver dans les bactéries intestinales. Des modifications de ce microbiote pourraient être un facteur de risque important pour développer cette maladie caractérisée par la destruction des **neurones à dopamine**.

Une étude récente[4] a comparé le microbiote de 80 patients atteint de la maladie de Parkinson avec celui de 72 personnes en bonne santé, et a noté chez les premiers une quantité plus importante de certaines bactéries (*Lactobacillaceae*, *Enterobacteriaceae* et *Enterococcaceae*), en particulier chez les patients présentant les troubles moteurs les plus importants, et une flore appauvrie en *Lachnospiraceae*.

La composition du microbiote intestinal des patients a également mis en évidence l'influence de plusieurs paramètres, comme le stade de développement de la maladie, sa durée ou la prise de médicaments. Les malades présentent aussi une perturbation de l'activité des neuromédiateurs impliqués dans la régulation de l'humeur (sérotonine et dopamine), autant d'éléments qui permettent de relier la maladie de Parkinson à une perturbation du microbiote, même si cette découverte nécessite d'être approfondie.

La transplantation fécale pour lutter contre la dépression ?

La transplantation fécale est une thérapie en cours d'expérimentation mais pleine de promesses. Elle consiste à transplanter le microbiote fécal d'un porteur sain vers un patient souffrant d'une infection bactérienne sévère. La matière fécale est collectée chez le donneur et purifiée, avant d'être introduite par coloscopie chez le receveur. Cette intervention est mise en œuvre dans le cadre d'une infection causée par la bactérie *Clostridium difficile*, résistante aux antibiotiques.

Mais il semble que la transplantation fécale puisse aussi agir dans le traitement de la dépression et de l'anxiété. C'est ce qu'ont montré deux équipes canadiennes, l'une utilisant une transplantation par coloscopie et l'autre une ingestion de gélules contenant des matières fécales. Cette recherche s'appuie sur le fait que le système gastro-intestinal abrite une plus grande quantité de récepteurs de la sérotonine que le cerveau. Or, un déséquilibre de la sérotonine pourrait favoriser la dépression et l'anxiété. Si on a longtemps pensé que la dépression était une maladie du cerveau, parce que c'est lui qui prend en charge la régulation de nos émotions, la réalité est sans doute plus complexe.

Pour nos chercheurs, tout a commencé avec des expérimentations sur des souris. Après avoir administré à des rongeurs des matières fécales prélevées sur des humains déprimés, ils ont remarqué chez ces derniers l'apparition des symptômes de dépression et d'anxiété. Une relation de cause à effet. Les deux équipes canadiennes veulent désormais étendre l'expérience à l'être humain pour voir s'il peut être profitable de creuser plus profondément le rôle du microbiote comme traitement potentiel de ces maladies.

Quoi qu'il en soit, même si l'interaction entre le microbiote intestinal et le cerveau n'est pas encore prouvée chez l'être humain, plusieurs études ont souligné que les personnes dépressives présentent systématiquement des taux bas de bactéries du genre *Coprococcus* et *Dialister*, qu'elles soient ou non traitées avec des antidépresseurs. Inversement, on a constaté que les personnes ayant de plus grandes quantités de bactéries du type *Faecalibacterium* et *Coprococcus* présentaient moins de troubles de l'humeur.

Des bactéries intestinales impliquées dans le syndrome de fatigue chronique ?

Tout récemment, une étude de l'université Columbia (New York) a suggéré que le syndrome de fatigue chronique (SFC) pourrait être associé à un déséquilibre du microbiote. Le SFC est une maladie qui reste encore assez mystérieuse et qui se manifeste par une fatigue extrême, des maux de tête, des difficultés de concentration et des douleurs musculaires et articulaires au repos. Or, on estime que 90 % des personnes atteintes de SFC souffrent aussi du syndrome de l'intestin irritable. Les scientifiques américains ont remarqué que certaines espèces bactériennes (*Faecalibacterium*, *Roseburia*, *Dorea*, *Coprococcus*, *Clostridium*, *Ruminococcus* et *Coprobacillus*) étaient retrouvées en quantité plus importante chez les personnes atteintes de FSC[5]. Leur abondance relative pourrait aider à diagnostiquer cette maladie. De la même manière, la présence de certaines catégories de bactéries et l'absence d'autres catégories pourraient permettre de prédire un syndrome de l'intestin irritable.

Et encore...

Beaucoup de maladies sont aujourd'hui associées à un déséquilibre de la flore intestinale. La capacité des bactéries à se contrôler mutuellement est alors fortement réduite, ce qui entraîne la prolifération de mauvaises bactéries et la fragilisation de celles qui nous veulent du bien. Nous avons évoqué plus haut un certain nombre de pathologies en lien avec un affaiblissement du microbiote, mais on peut citer aussi la maladie d'Alzheimer, l'asthme, la schizophrénie, ainsi que de nombreux cancers (sein, tube digestif, vésicule biliaire, pancréas ou œsophage). Les désordres du microbiote interviennent aussi dans la maladie cœliaque ou le diabète, et également dans les troubles cardiaques, le dérèglement du cholestérol ou encore l'obésité. Dans toutes ces maladies, la prévention – comme l'amélioration, d'ailleurs – passe par un rééquilibrage global du microbiote. C'est là que les aliments vont pouvoir intervenir.

LES ALLIÉS DE VOTRE MICROBIOTE

L'alimentation va donc jouer un rôle majeur pour maintenir votre microbiote en bon état de fonctionnement et participer au maintien d'une bonne santé. Un *french kiss* de dix secondes conduit à un échange de presque 80 millions de bactéries, dont des probiotiques… Imaginez tout ce que peut apporter à votre microbiote le contenu d'une assiette judicieusement choisi !

Les fibres

Elles aident à réduire les maladies cardio-vasculaires et intestinales, mais elles pourraient aussi, en modifiant le microbiote, agir sur beaucoup d'autres maladies. Les progrès de la recherche associent une consommation insuffisante de fibres à certaines perturbations des fonctions cérébrales (maladie d'Alzheimer, par exemple) ou à des maladies auto-immunes comme la sclérose en plaques.

Les fibres alimentaires ne sont pas digérées dans l'intestin grêle, mais sont partiellement ou totalement digérées dans le côlon par les bactéries du microbiote intestinal. Ces fibres végétales que nous ne digérons pas sont appelées des **prébiotiques**, car elles servent à nourrir nos bonnes bactéries intestinales, ou **probiotiques**, et les aident également à se multiplier. Les fibres prébiotiques se trouvent principalement sous forme de fructanes (dans l'orge, l'asperge et l'artichaut, par exemple) ou d'amidons résistants (dans la banane, les légumineuses, le riz ou la pomme de terre).

La plupart des probiotiques sont des bactéries lactiques comme les lactobacilles ou les bifidobactéries : *Lactobacillus rhamnosus GG, Lactobacillus plantarum, Bifido bacterium infantis*, mais aussi *Streptococcus faecium, Streptococcus thermophilus* et *Saccharomyces boulardii.* Ce sont des sortes d'engrais qui fournissent à nos microbes des nutriments dont ils ont besoin en privilégiant les microbes qui nous sont les plus bénéfiques.

Il faut également rappeler que 80 % de notre immunité a pour origine notre tube digestif, dont l'équilibre dépend directement de ce que nous mangeons. Une bonne raison de ne pas le détraquer : les espèces bactériennes qui le composent exercent des fonctions cruciales pour notre santé (meilleure absorption intestinale, élimination des substances étrangères à l'organisme…) et la présence ou l'absence de telle ou telle bactérie semble ainsi influencer la survenue ou non de certaines maladies.

Dans notre intestin, les bonnes bactéries côtoient les mauvaises, et la constitution de notre microbiote peut se dégrader après une maladie. C'est le cas par exemple lorsque l'on prend des antibiotiques, que l'on suit une chimiothérapie ou que l'on a eu une gastro-entérite, autant de situations qui peuvent éradiquer les bonnes bactéries intestinales.

➔ Le rôle des probiotiques

- Ils préviennent la porosité intestinale, qui laisserait passer des molécules néfastes ou toxiques pour des organes vitaux, et protègent contre les bactéries pathogènes parfois présentes dans l'intestin, grâce à la production d'anticorps.
- Ils activent le système immunitaire en entraînant les globules blancs immatures à exercer leur fonction au contact des bactéries de la flore intestinale.
- Ils régulent la réponse immunitaire pour réduire les terrains allergiques : une bonne flore intestinale induit un très faible potentiel allergique, tandis qu'une flore déséquilibrée rend l'organisme propice aux allergies.
- Ils absorbent les nutriments : c'est grâce au passage de ces derniers à travers la barrière intestinale que l'on peut disposer des nutriments contenus dans les aliments, sans quoi ils ne seraient pas assimilables, tout comme certaines vitamines importantes ne seraient pas synthétisées (la vitamine K, nécessaire à la coagu-

lation du sang, la vitamine B9, ou acide folique, et la vitamine B12, essentielle au fonctionnement du système nerveux central, en particulier parce qu'elle protège la myéline autour des fibres nerveuses, qui permet le passage de l'influx nerveux).

• Ils aident à évacuer les cellules intestinales du côlon (colonocytes ou colocytes) quand elles meurent : ces cellules ne vivent que 4 jours, et se renouvellent sans cesse.

La teneur en fibres des végétaux varie selon leur famille botanique, mais aussi en fonction du degré de maturité du végétal, de ses conditions de culture et des traitements qu'il a pu subir.

Nous l'avons dit plus haut, selon leur structure les fibres ne réagissent pas toutes de la même façon en présence d'eau. Certaines sont dissoutes dans l'eau : on parle alors de **fibres solubles**. D'autres restent entières : on parle de **fibres insolubles**. Les fibres insolubles augmentent le transit intestinal et assurent le renouvellement de la surface de l'intestin, avec un effet protecteur contre certaines maladies. Les fibres solubles forment, sous l'action de l'eau, une substance visqueuse qui facilite le glissement des résidus, donc le transit intestinal.

Au niveau du tube digestif, les fibres ralentissent le passage dans le sang du sucre et du cholestérol, mais aussi des substances toxiques issues de notre environnement. Cela explique leur action sur les cancers digestifs, les maladies cardio-vasculaires, le diabète, l'hypercholestérolémie et le surpoids. En limitant le cholestérol et le taux de sucre dans le sang, elles réduisent en effet l'obstruction des vaisseaux, y compris ceux du cerveau (ce qui pourrait expliquer le lien entre une consommation insuffisante de fibres et certaines perturbations des fonctions cognitives).

Quels aliments choisir ?

Les prébiotiques sont présents avant tout dans les céréales complètes (l'orge en est richement pourvu), les asperges, les artichauts, les bananes, les légumineuses (lentilles, fèves, haricots), les champignons, les noix, mais aussi les pousses de bambou, les kiwis ou le chocolat noir.

La plupart de ces aliments ne se contentent pas d'apporter des fibres : ils agissent aussi sur la croissance des bonnes bactéries et sur la dégradation des mauvaises bactéries. Par exemple, le **pain complet** contient une bactérie de la famille des lactobacilles qui développe de la reutericycline, un antibiotique naturel qui détruit les mauvaises bactéries de notre intestin. De même, les bactéries du groupe lactobacille augmentent de presque 35 % dans les 24 heures qui suivent la consommation de **kiwi**.

Le **chocolat noir** est un autre aliment intéressant pour votre microbiote. On connaît tous ses effets positifs sur le moral, mais une expérience a aussi mis en valeur sa fonction de prébiotique : des sujets à qui on avait donné 40 g de chocolat noir (plus de 75 % de cacao) tous les jours pendant deux semaines présentaient une diminution prononcée de leur niveau de stress et, plus intéressant encore, une augmentation des bonnes bactéries, en particulier lactobacilles et bifidus, tandis que le nombre de mauvaises bactéries, comme *Clostridia* ou *E. coli* (associées à l'inflammation intestinale), étaient divisées par deux.

L'idéal est donc de consommer des aliments qui contiennent naturellement des probiotiques ou qui sont favorables à leur développement, comme les fruits et légumes. Vous trouverez dans le tableau ci-dessous la teneur en fibre d'une centaine d'aliments courants pour vous aider à atteindre les bonnes quantités journalières.

Teneur en fibres des aliments (g/100 g)

Son de blé	47,5
Graines de coriandre	41,9
Graines de lin	29,7
Céréales pour petit déjeuner au son de blé	27
Tartine craquante aux fibres (type Wasa®)	24
Graines de chia	22,1
Son d'avoine	15
Germes de blé	14
Farine de châtaigne, amande	12,6
Farine de soja	12,4
Figue séchée	11,4
Farine de blé complète T150, chocolat noir	11

Farine de pois chiches	10,8
Pistache grillée et salée, pois cassé cuit	10,6
Fruit de la passion	10,4
Pignon de pin	10
Noix de pécan	9,52
Biscotte complète	9,2
Noix de macadamia	8,6
Muesli aux fruits sans sucre ajouté	8,35
Noisette, noix du Brésil	8,2
Banane séchée, datte séchée	8
Graines de sésame	7,9
Cassis, baies de goji	7,8
Pain grillé suédois au blé complet	7,5
Biscotte multicéréales	7,48
Groseille	7,4
Pain de mie complet	7,23
Flageolets, haricots rouges	7,2
Framboise, mûre sauvage	6,7
Graines de tournesol, graines de courge	6,4
Haricots blancs cuits	6,3
Petits pois cuits	6
Pruneau, abricot sec	5,8
Noix	5,7

Artichaut, pois chiches	5,4
Avocat	5,1
Ail	4,7
Fèves	4,4
Persil	4,3
Lentilles cuites	4,2
Châtaigne, kaki	4
Groseille à maquereau	3,9
Maïs en épis	3,56
Épinard cru	3,55
Basilic	3,4
Coing	3,23
Poireau, céleri-rave, chou de Bruxelles cuit	3,2
Banane	3,1
Épinard cuit, haricots verts, poire	3
Patate douce cuite, oseille crue	2,9
Pêche avec la peau	2,89
Topinambour	2,85
Citron vert, carambole, quinoa cuit	2,8
Aubergine cuite	2,5
Myrtille	2,47
Chou vert cuit, kiwi	2,4
Prune, mirabelle, figue	2,3

Céleri branche cru	2,28
Grenade	2,27
Brocoli cuit	2,23
Navet cuit	2,2
Carotte crue, mâche, blette, salsifis cuits	2,1
Nectarine	2,1
Pomme de terre à l'eau, papaye	2
Pomme	1,95
Radis noir cru, fenouil, poivron cru	1,9
Pulpe, purée de tomates en conserve	1,9
Fraise	1,87
Laitue	1,83
Orange	1,82
Échalote	1,8
Mangue	1,76
Champignon	1,75
Abricot, clémentine, mandarine	1,7
Chou blanc cru, asperge	1,7
Cerise, potiron cuit	1,6
Ananas	1,52
Tomate	1,4
Courgette cuite	1,35
Litchi, pomelo	1,3

Pousses de haricots mungo, raisin	1,2
Radis rose	1,1
Endive	1
Melon	0,85
Concombre	0,7
Laitue	0,5
Pastèque	0,4

➔ Astuce

Les fibres insolubles peuvent être difficiles à digérer pour les intestins fragiles, à moins de les consommer sous forme de velouté, qui contient une majorité de fibres solubles mais conserve suffisamment de fibres insolubles pour la bonne santé de l'intestin. Par ailleurs, ce mode de préparation augmente la quantité de fibres ingérées et en facilite l'assimilation. Voilà comment une recette extrêmement simple devient un outil de santé ! Faites cuire les légumes dans un grand volume d'eau, comme pour une soupe, puis retirer une certaine quantité d'eau avant de les mixer (il vaut mieux enlever beaucoup d'eau et réserver cette eau pour pouvoir au besoin en rajouter si la préparation est trop épaisse). Une fois mixées, les fibres sont plus digestes. Surtout, ne jetez pas l'eau de cuisson des légumes : c'est un diurétique riche en minéraux et en fibres solubles. Il suffit d'y ajouter des herbes, voire quelques graines pour un peu de croquant, et vous obtiendrez une boisson hautement bénéfique.

Les graines

Elles sont de plus en plus vantées pour leurs propriétés nutritionnelles et on trouve désormais facilement des mélanges à saupoudrer par exemple sur les salades.

Parmi les nombreuses variétés, les graines de courge et les graines de chia se distinguent par leur richesse nutritionnelle, avec 440 kcal pour 100 g. Très riches en protéines végétales, elles contiennent peu de glucides, ce qui leur confère un index glycémique bas.

Les lipides atteignent 20 % dans les graines de courge et 30 % dans les graines de chia, mais la différence se fait essentiellement sur la nature des acides gras. Les graines de chia contiennent ainsi 18 % d'acide alpha-linolénique, un acide gras essentiel de la famille des oméga-3 (voir page 30), alors que les graines de courge sont plus riches en acides gras mono-insaturés (oméga-9 – voir page 31). Ces graines sont également très riches en fibres.

➔ Astuce

Les graines de chia, qui gonflent et deviennent visqueuses quand elles sont mélangées avec de l'eau, sont un produit intéressant pour augmenter sa consommation de fibres, notamment pour les personnes qui souffrent de constipation. Pour éviter un effet irritant, faites-les gonfler pendant une nuit dans du lait ou une boisson végétale pour obtenir une préparation onctueuse et gourmande.

Les aliments fermentés

Nous consommons tous les jours des aliments fermentés, quand nous mangeons du pain au levain, des yaourts ou du fromage. Et nous avalons ainsi des milliards de bactéries vivantes, excellentes pour notre santé ! Sous l'action de micro-organismes (levures ou bactéries bienfaitrices), les glucides contenus dans les aliments vont être transformés en acide lactique. Le yaourt, par exemple, est obtenu avec du lait dans lequel on a introduit des bactéries : lactobacilles ou bifidus. Cette technique de fabrication s'applique à d'autres produits, comme le fromage, qui présentera les mêmes propriétés que le lait fermenté.

La fermentation peut aussi s'obtenir en plongeant des aliments dans une saumure (un mélange d'eau et de sel). C'est d'ailleurs un procédé de conservation très ancien, mais qui avait été détrôné par l'arrivée du réfrigérateur dans nos cuisines. Les découvertes récentes la remettent à l'honneur, notamment à travers des aliments comme la choucroute ou le kimchi. Dans la liste des aliments fermentés qui protègent notre microbiote, on peut citer également le kéfir ou le lait ribot, emblématique de la Bretagne !

Le kimchi

Le kimchi nous vient de Corée. Il est composé de piments et de légumes fermentés plusieurs semaines dans une saumure qui leur donne une saveur à la fois acide et piquante. Si le kimchi que l'on trouve en France est essentiellement à base de chou chinois, d'ail et de piment, la version coréenne (ou plutôt les versions, car les recettes sont très nombreuses) utilise une grande diversité de légume (chou chinois, mais aussi carottes, navets ou radis), ainsi qu'une grande variété d'ingrédients aromatiques : ail et piment, bien sûr, mais aussi des oignons, du gingembre, des graines de sésame, des huîtres ou des crevettes salées. Certains y ajoutent même du sucre.

Le kimchi aide à réduire le développement de différents types de cancers. Cette propriété est liée aux ingrédients qui le composent : le chou est un légume riche en flavonoïdes, une classe d'antioxydants qui bloquent la croissance des cellules cancéreuses ; le piment contient de la capsaïcine, une substance qui permettrait de lutter contre le développement des cancers du poumon et du pancréas ; enfin, les bactéries saines contenues réduiraient de façon significative les risques de certains cancers (en particulier côlon, rectum et estomac).

Des chercheurs coréens ont aussi montré qu'une des bactéries développées au cours de la fermentation du kimchi produit de la vitamine K2, impliquée dans la croissance des os et des cellules, ainsi que dans l'équilibre des minéraux du squelette. Certaines études ont ainsi associé des taux faibles de vitamine K2 à une plus grande probabilité de souffrir d'ostéoporose, d'ostéopénie et de fractures liées à l'ostéoporose. Cette vitamine semble par ailleurs posséder des propriétés anti-inflammatoires et joue un rôle dans la santé cardio-vasculaire[6].

Les bactéries présentes dans le kimchi ont par ailleurs la propriété de produire de l'acide propionique (*Propionibacterum*), qui abaisse le taux de cholestérol dans le sang, réduit l'inflammation et agit sur la plaque d'athérome qui peut se fixer sur nos artères.

Une étude coréenne a aussi montré que la forte concentration en bactéries du kimchi pouvait favoriser la destruction des cellules cancéreuses dans le cancer du côlon ou du foie, ainsi que dans la leucémie[7].

➔ Astuce

Pour fabriquer le kimchi, on mélange dans un bocal en verre des légumes coupés en morceaux, des aromates et de la saumure (un mélange d'eau et de sel), en tassant bien le tout pour éviter les bulles d'air, puis on referme le bocal et on laisse fermenter plusieurs semaines. Après deux jours à température ambiante, on peut voir des bulles se former dans le liquide, signe que la fermentation a commencé. C'est la preuve que les bactéries prolifèrent. On peut alors mettre le bocal au réfrigérateur, pour ralentir la prolifération des bactéries. Au bout de trois semaines, la saveur du kimchi commence à se corser. Les Coréens prolongent encore la fermentation de plusieurs semaines, pour obtenir une saveur acide très développée, mais vous pouvez vous en tenir là !
Nos palais d'Européens étant peu coutumiers de saveurs aussi corsées, n'hésitez pas à vous lancer dans une recette maison que vous épicerez peu et que vous ne laisserez fermenter que quelques jours. C'est un bon

moyen de vous familiariser en douceur à cette recette bénéfique pour votre microbiote. Le kimchi se savoure cru.

La choucroute

Le mot dérive de l'allemand *sauerkraut*, qui signifie « chou acide ». La choucroute est non seulement un mets savoureux, mais c'est aussi un aliment riche en bonnes bactéries issues de la fermentation du chou, dont les fameux lactobacilles.

Une étude indonésienne récente a montré que cette classe de bactéries pouvait provoquer une réponse anti-inflammatoire au niveau de l'intestin[8] et qu'elle est également capable de développer des substances comme les flavonoïdes, une catégorie d'antioxydants ayant un effet très protecteur pour l'organisme.

Outre ses propriétés probiotiques, la choucroute est riche en fibres, en vitamine C, en vitamine B6 (qui agit sur l'assimilation des glucides), ainsi qu'en fer, en magnésium et en calcium. Optez de préférence pour de la choucroute crue, car la version cuisinée contient souvent du saindoux, c'est-à-dire de la graisse de porc pleine d'acides gras saturés néfastes en excès pour le système cardio-vasculaire.

→ La choucroute nouvelle

La choucroute nouvelle apparaît en septembre, donc très peu de temps après les premières récoltes de choux précoces. Elle est commercialisée après une fermentation de moins de quinze jours, qui lui confère une saveur plus douce et moins acide, ainsi que beaucoup de croquant. Elle est également plus riche en vitamines et minéraux, surtout si on la consomme crue.

Les fromages

Comparés aux fromages pasteurisés, les fromages au lait cru présentent une plus grande diversité de bactéries, de levures et de moisissures, qui sont considérées comme des probiotiques naturels contribuant à la santé du microbiote intestinal. Leurs bactéries saines colonisent le tube digestif et entrent en compétition avec des agents pathogènes indésirables, réduisant ainsi le risque d'infections.

Par ailleurs, une étude récente a associé la consommation de fromages au lait cru à une diminution du risque de développer des allergies ou de l'asthme[9]. En effet, les protéines du lactosérum contenu dans le lait cru n'ont pas été affectées par un processus de chauffage ; par ailleurs, sa matière grasse est riche en oméga-3, aux effets anti-inflammatoires ; enfin, ce lait n'ayant pas subi de traitement thermique, il a un contenu bactérien varié et abondant.

En 2010, des chercheurs se sont penchés sur les propriétés anti-cancers de la vitamine K. Ils ont suivi pendant 10 ans, de 1998 à 2008, 24 340 volontaires âgés de 35 à 64 ans et qui n'avaient jamais eu de cancer au moment où l'étude a démarré. Leurs apports en vitamine K ont été évalués à partir de questionnaires alimentaires. On a relevé sur dix ans 1 555 cas de cancers, dont 458 ont été fatals. La réduction du risque de cancer (en particulier prostate et poumon) s'est trouvée accrue chez les volontaires qui consommaient le plus de vitamine K2. Des apports réguliers en vitamine K2 ont donc été associés à un risque réduit de cancer.

Cette vitamine est présente naturellement dans certains fromages comme le munster, le gouda, le camembert et l'emmental.

Les yaourts

C'est le Russe Elie Metchnikoff, prix Nobel de médecine en 1908, qui a mis en valeur les bénéfices du yaourt pour la santé, grâce à la découverte de la bactérie *Lactobacillus bulgaricus*. Les bactéries étaient alors considérées comme néfastes, et pourtant les Bulgares, grands mangeurs de yaourt, détenaient des records de longévité. La trouvaille de Metchnikoff est donc à l'origine du concept des bonnes bactéries.

Un yaourt contient environ 1 milliard de bactéries bénéfiques pour l'intestin et son microbiote, un atout pour les personnes souffrant de constipation chronique. Mieux encore, ces bonnes bactéries soulageraient le syndrome du côlon irritable. Participant à la digestion du lactose (le sucre naturel du lait), les bactéries du yaourt permettent même à certaines personnes intolérantes de mieux le supporter, sans trouble digestif.

Le yaourt apporte une bonne dose de tryptophane, précurseur de la sérotonine, qui régule notamment l'humeur. Il contient aussi des vitamines du groupe B, qui entretiennent le système nerveux. Enfin, ses probiotiques auraient un effet direct sur l'état de stress et l'humeur, comme l'a montré une étude américaine de 2013. Pour arriver à cette conclusion, les chercheurs ont travaillé avec trois groupes de femmes : les femmes du premier groupe devaient manger deux fois par jour durant un mois des yaourts contenant des probiotiques ; celles du deuxième mangeaient des laitages sans probiotique pendant un mois ; celles du troisième groupe ne consommaient aucun laitage sur cette même durée. Le cerveau de chaque femme a été soumis à une IRM avant et après l'expérience : les chercheurs ont alors constaté que le premier groupe montrait une réduction de l'activité des zones cognitives liées au stress, tandis que les deux autres groupes ne présentaient aucun changement[10].

Une autre étude récente réalisée sur un échantillon de 32 606 hommes a montré que ceux qui consommaient au moins deux portions de yaourt par semaine avaient un risque de développer des lésions précancéreuses au niveau du côlon diminué de 20 % par rapport à ceux qui n'en consommaient jamais[11]. Une équipe allemande a pu expliquer cette interaction entre la fermentation et l'immunité on observant que l'acide phényllactique, produit par les bactéries lactiques au cours de la fermentation, se lie à un récepteur spécifique présent en très grande quantité à la surface des cellules immunitaires[12].

Enfin, les effets bénéfiques du yaourt pourraient être potentialisés s'il est consommé au cours d'un repas contenant des fibres. De nombreuses observations indiquent que plus on consomme de fibres, moins on a de risque de développer du diabète ou un excès de cholestérol dans le sang. Mais si on rajoute une consommation régulière de yaourt, on observe une plus forte baisse du cholestérol et du taux de sucre dans le sang.

En plus des propriétés liées à la présence de ferments lactiques, le yaourt est une source notable de protéines (5 %) de bonne qualité et de calcium (120 mg aux 100 g), qui favorise la solidité des os et la prévention de l'ostéoporose. On note également que le yaourt est source de vitamine B12 et de zinc.

Les crucifères

La famille des crucifères comprend essentiellement les différentes variétés de choux (chou vert, kale, chou-fleur, brocoli, etc.), mais aussi le radis, le cresson, le navet, le rutabaga ou encore le raifort.

Des chercheurs britanniques ont testé l'intérêt d'une alimentation riche en crucifères sur la présence de bonnes bactéries susceptibles de réduire les troubles intestinaux et, plus globalement, leur influence sur la composition du microbiote intestinal chez un adulte en bonne santé. Ils ont commencé par prescrire au groupe test une grande quantité de crucifères pendant deux semaines, avant de leur demander d'en réduire massivement la consommation sur une nouvelle séquence de deux semaines. À l'issue des quatre semaines, la flore intestinale des participants a été analysée. Dans le cadre d'une forte consommation de crucifères, le microbiote était globalement de meilleure qualité et plus riche en bonnes bactéries que dans le second cas. La présence de composés soufrés, qui ont un impact négatif sur la digestion et sont associés au syndrome du côlon irritable, avait considérablement diminué[13].

Mais ce n'est pas tout. Dès 2000, une autre étude a également montré qu'une consommation hebdomadaire d'au moins trois portions de crucifères pouvait diminuer de presque 50 % le risque de cancer de la prostate[14]. Ces légumes contiennent en effet deux phytonutriments, l'indole-3-carbinol et le di-indolylméthane, qui semblent capables de modifier le métabolisme des œstrogènes et de réduire le risque de cancer. Depuis, on a découvert que ces susbtances ont une action probable sur tous les cancers hormono-dépendants, avec cependant une réserve pour le cancer du sein.

En plus de leur action bénéfique sur le microbiote, les crucifères figurent parmi les légumes les mieux pourvus en vitamine C, tonifiante et anti-infectieuse. Provitamine A, vitamine B9 et calcium sont également bien représentés. Ils contiennent aussi substances des substances comme les indoles, les isothiocyanates et les dithiolthiones (désolé pour ce vocabulaire un peu barbare !), qui semblent avoir des effets anti-cancers.

Enfin, un niveau élevé de potassium confère à ces légumes des vertus diurétiques, tandis que leurs fibres favorisent le transit intestinal. Des aliments pro-élimination !

➔ Astuce

La vitamine C est particulièrement sensible à la chaleur. Évitez de faire trop cuire les crucifères et pensez à les préparer en salades, en les coupant très finement. Pour une meilleure digestion, ces légumes sont parfois proposés fermentés, comme dans la choucroute (voir page 64) ou le kimchi (voir page 62).

Les pousses de bambou

Cet aliment très utilisé dans toute l'Asie du Sud-Est présente la particularité d'être extrêmement riche en fibres. Des chercheurs chinois ont montré que des souris soumises à un régime riche en graisse pendant quarante jours peuvent perdre 40 % de leur poids si on ajoute à leur alimentation des pousses de bambou. Dans le même temps, les bactéries saines ont proliféré dans leur microbiote. La richesse en fibres des pousses de bambou pourrait donc avoir un double effet, en favorisant une perte de poids et en contribuant à développer un microbiote sain.

Par ailleurs, les pousses de bambou sont riches en potassium, qui équilibre le pH du sang et stimule la production d'acide chlorhydrique par l'estomac, favorisant ainsi la digestion. On notera par ailleurs un apport intéressant en bêta-carotène, en vitamine B9 et en fer.

Toutefois, elles contiennent de l'oxalate de calcium : leur consommation doit donc rester limitée pour les personnes sujettes aux calculs rénaux.

> **➔ Astuce**
>
> Les pousses de bambou contiennent des glycosides cyanogènes, toxiques naturels dérivés du cyanure et qui sont également présents dans le manioc. Vous veillerez donc à ébouillanter les tiges de bambou fraîches dans deux eaux de cuisson différentes.

Les noix

Malgré leur valeur calorique élevée, une consommation régulière de noix limiterait l'apparition de certains cancers et des maladies cardio-vasculaires. Ces bénéfices seraient liés à leur impact sur le microbiote.

Des chercheurs américains ont voulu évaluer l'impact de la consommation de noix sur le microbiote humain. Pendant la première semaine de l'étude, les participants (des hommes et des femmes d'environ 50 ans, tous en bonne santé) n'ont pas consommé de fruits secs et n'ont pas modifié leur alimentation pour que les chercheurs puissent observer leur microbiote. Les deux semaines suivantes, une partie des volontaires a consommé 42 g de noix par jour, tandis que l'autre moitié conservait son régime habituel. L'analyse des échantillons de selles et de sang montre que la composition de la flore intestinale a été modifiée par la consommation de noix. Les scientifiques ont observé une plus grande quantité de bonnes bactéries, ainsi que le maintien sur une durée plus longue de populations de bactéries censées devenir minoritaires au fil du temps. Les chercheurs ont aussi noté une diminution du taux de mauvais cholestérol, ce qui pourrait expliquer les effets protecteurs des noix contre les maladies cardio-vasculaires, mais ces effets seraient également liés à la production de substances anti-inflammatoires par les bactéries à partir du polyphénol contenu dans les noix. Enfin, cette étude a mis en évidence une baisse de la concentration des acides biliaires, qui favorisent l'apparition de pathologies intestinales, entre autres le cancer du côlon[15].

Une autre équipe de chercheurs américains a aussi montré que le risque de diabète de type 2 avait diminué de 30 % chez des femmes ayant consommé au moins cinq fois par semaine 30 g de noix, par rapport à celles qui n'en consommaient jamais. Par ailleurs, leur teneur élevée en oméga-3, en antioxydants et en phytostérols en fait un aliment intéressant pour réduire les risques de cancer du sein.

Les noix contiennent une proportion idéale entre les acides gras oméga-3 et oméga-6, limitant ainsi l'inflammation de l'organisme. Cinq noix par jour permettent de couvrir les apports nutritionnels recommandés en oméga-3.

Enfin, les noix sont très riches en minéraux, principalement en phosphore, magnésium, calcium, zinc et cuivre.

→ Astuce

Chez certaines personnes, la muqueuse buccale est particulièrement sensible, ce qui les rend sujettes aux aphtes. Les noix sont connues pour favoriser l'apparition de ces dernières en raison d'un effet irritant de la cuticule qui entoure les cerneaux. Les faire tremper 30 minutes permet d'éviter ce désagrément !

Les légumineuses

Haricots, lentilles et pois chiches ont mauvaise réputation, en raison de leur fermentation dans l'intestin et de l'inconfort qu'ils induisent. Pourtant, ils sont très riches en fibres, ce qui en fait des alliés de votre microbiote. Par ailleurs, ils contiennent de la glutamine, un acide aminé qui fournit aux cellules intestinales l'énergie nécessaire à leur bon développement. Une alimentation riche en légumineuses augmente de 60 % les bonnes bactéries de la flore intestinale. Il semblerait à cet égard que les haricots rouges et les haricots noirs aient un effet plus prononcé que les haricots blancs, que nous consommons dans notre pays. Cette caractéristique pourrait être liée à leur richesse en polyphénols, des antioxydants qui protègent contre les maladies cardio-vasculaires ou anti-inflammatoires, les cancers et les maladies neurodégénératives.

Des chercheurs ont mis en valeur qu'une alimentation riche en légumineuses était associée à une réduction du risque de décès lié à des troubles cardio-vasculaires, ce qui pourrait s'expliquer par la capacité de cette catégorie d'aliments à ralentir l'absorption des sucres après un repas riche en glucides (ce qui limite les pics de glycémie et garde rassasié plus longtemps). Hormis leur richesse en protéines et en fibres, qui a un effet rassasiant, les légumineuses contiennent aussi des composés qui bloquent l'action de l'alpha-amylase, une enzyme responsable de la digestion de l'amidon. Avec moins d'amidon converti en sucres facilement assimilables, le corps ne peut accéder à ces calories, et c'est comme si elles n'existaient pas. Cet amidon agit comme les fibres, en favorisant la sensation de satiété, et nourrirait même les bonnes bactéries intestinales.

Signalons aussi que les légumineuses sont une excellente source de protéines végétales. Elles sont également très riches en fer, indispensable à la production de l'hémoglobine, qui apporte de l'oxygène au corps. Il est d'ailleurs préférable de consommer les légumineuses avec des légumes, car la vitamine C contenue dans ces derniers potentialise l'absorption du fer. On pense aussi qu'un de leurs acides aminés, la leucine, pourrait ralentir la perte osseuse (détérioration de la densité des os du squelette).

Enfin, leur consommation aide à contrôler la glycémie, mais aussi le taux de cholestérol dans le sang. De surcroît, ces aliments sont pauvres en lipides, un atout non négligeable pour la santé.

➔ Astuce

On reproche souvent aux légumineuses de générer des troubles intestinaux. Ils contiennent en effet des substances indigestes qui vont fermenter dans le côlon, provoquant gaz et ballonnements, mais ces substances sont détruites par un trempage avant préparation dans deux eaux différentes et l'ajout d'une pincée de bicarbonate de sodium pendant la cuisson.

Le vin rouge

On nous a beaucoup vanté ses effets bénéfiques liés à ses tanins, mais on sait aujourd'hui qu'il faudrait en consommer des quantités qui dépassent largement les préconisations officielles pour tirer parti de ces substances. Cependant, le vin rouge pourrait réduire l'inflammation dans le corps grâce à ses phénols, molécules aromatiques transformées par le microbiote intestinal en substances bio-actives, notamment en acide propionique.

Une consommation modérée d'alcool semble aussi avoir un impact bénéfique sur d'autres fonctions. Elle pourrait ainsi réduire le risque de démences (maladie d'Alzheimer, entre autres) et celui de perte de densité osseuse liée à l'âge.

LA « POSOLOGIE »

Les quantités recommandées sont surtout utiles en prévention, à partir des éléments fournis par quantité d'études expérimentales, aucune donnée avérée ne permettant de préconiser leurs effets à titre curatif.

➔ **Fibres :** 25 à 30 g par jour (en vous basant sur le tableau page 55).

➔ **Graines de courge et graines de chia :** 20 g par jour.

➔ **Choucroute ou kimchi :** une à deux fois par semaine, à raison de 200 g.

➔ **Fromage :** 25 à 50 g par jour, avec trois ou quatre variétés différentes par semaine.

➔ **Yaourts :** 1 à 2 par jour.

➔ **Crucifères :** 600 à 800 g par semaine.

➔ **Pousses de bambou :** une fois par semaine, à raison de 200 g (poids cuit).

➔ **Noix :** 10 à 40 g par jour (en fonction de la nécessité de contrôler votre poids).

→ **Légumineuses :** trois fois par semaine, à raison de 200 g (poids cuit).

→ **Vin rouge :** 1 verre par jour.

RECETTES

Risotto safrané de quinoa aux asperges et champignons

Ingrédients pour 1 personne

¼ d'oignon — 100 g de champignons de Paris — 150 g d'asperges vertes fraîches ou surgelées — 50 g de quinoa — 10 cl de bouillon de légumes — 10 cl de lait fermenté — 1 pincée de curry — 1 pincée de safran — 1 c. à s. d'huile d'olive — Sel, poivre

1. Pelez et émincez l'oignon. Rincez les champignons, retirez l'extrémité des pieds, puis découpez les champignons en fines lamelles.

2. Rincez les asperges et coupez les tiges. Taillez les tiges en fines lamelles et conservez les pointes entières. Faites-les cuire à la vapeur.

3. Dans une sauteuse, faites revenir l'oignon émincé et les champignons avec l'huile d'olive. Laissez colorer, puis ajoutez le quinoa. Remuez vivement, puis versez progressivement le bouillon de légumes tout en mélangeant. Laissez cuire 10 minutes environ. 5 minutes avant la fin de la cuisson, ajoutez les asperges (réservez les pointes).

4. À totale absorption, ajoutez le lait et les épices, puis salez et poivrez.

5. Servez le risotto bien chaud, décoré avec les pointes d'asperges.

Milk-shake gourmand banane-cacao

Ingrédients pour 1 personne

1 mini-banane — 10 cl de lait fermenté — 1 pincée de cannelle — 1 c. à c. de cacao amer — 1 c. à c. de noix de coco râpée

1. Pelez la banane et mixez-la avec le lait fermenté et la cannelle.
2. Servez le milk-shake saupoudré de cacao et de noix de coco râpée.

Salade exotique complète

Ingrédients pour 2 personnes

100 g de lentilles corail (poids sec) — 200 g d'aiguillettes de poulet — 1 c. à c. de graines de coriandre — 1 poignée de pousses d'épinards frais — 150 g de carottes — 150 g de pousses de bambou — 1 avocat — 1 fruit de la passion — 1 gousse d'ail — 1 c. à s. de coriandre — 1 c. à s. de vinaigre de Xérès — 2 c. à s. d'huile de sésame — Le jus de ½ citron — Sel, poivre

1. Mettez les lentilles corail dans un grand volume d'eau froide salée. Faites-les cuire 20 minutes à partir des premiers bouillons, puis laissez tiédir.

2. Poêlez les aiguillettes de poulet à sec avec les graines de coriandre. Laissez tiédir.

3. Rincez et égouttez les pousses d'épinards, pelez et émincez les carottes, émincez les pousses de bambou. Coupez la chair de l'avocat en fines lamelles.

4. Dressez dans une assiette les pousses d'épinards, les lamelles d'avocat, les lentilles, les pousses de bambou et les carottes, puis les aiguillettes de poulet. Ajoutez la pulpe de fruit de la passion. Salez et poivrez.

5. Mélangez dans un bol l'ail écrasé, la coriandre ciselée, le vinaigre, l'huile et le jus de citron. Versez cette sauce sur la salade, servez et dégustez aussitôt !

Pâtes complètes aux artichauts, crème au citron

Ingrédients pour 1 personne

200 g de cœurs d'artichauts — 50 g de ricotta — le jus de ½ citron — 50 g de pâtes complètes au choix (poids cru) — 2 c. à s. d'huile d'olive — Sel, poivre

1. Faites cuire les cœurs d'artichauts à la poêle avec la moitié de l'huile d'olive. Laissez-les colorer quelques minutes, puis baissez le feu.
2. Mélangez la ricotta avec le jus de citron et quelques zestes. Salez et poivrez.
3. Faites cuire les pâtes *al dente* en suivant les indications du paquet.
4. Découpez les cœurs d'artichaut en quartiers.
5. Dressez les pâtes sur des assiettes de service, arrosez du reste d'huile d'olive. Ajoutez les quartiers d'artichauts et dégustez aussitôt avec la crème au citron. Bon appétit !

Aumônière à la choucroute

Ingrédients pour 1 personne

200 g de choucroute nature — Quelques baies de genièvre — 2 c. à s. de ricotta — Le jus de ½ citron — Quelques brins de ciboulette — 1 galette de sarrasin — 1 tranche de truite fumée — Poivre

1. Réchauffez la choucroute avec les baies de genièvre.
2. Pendant ce temps, préparez une crème en mélangeant la ricotta, le citron et la ciboulette ciselée. Poivrez à votre goût.
3. Faites chauffer une poêle à feu moyen, étalez la galette de sarrasin. Ajoutez la choucroute, puis la truite fumée.
4. Nappez de crème au citron et dégustez avec une salade verte.

Verrines exotiques

Ingrédients pour 2 personnes

2 petits kakis — 1 fruit de la passion — 2 petits-suisses nature à 4 % de MG maximum — 1 yaourt nature classique — 10 g de sucre muscovado — 2 cm de gousse de vanille — 20 g de poudre d'amande

1. Pelez les kakis. Mixez-en un et coupez l'autre en dés. Récupérez la chair du fruit de la passion et mélangez-la avec les dés de kaki.

2. Mélangez les petits-suisses, le yaourt, le sucre, les grains de la gousse de vanille et la poudre d'amande.

3. Dressez dans des verrines en disposant en couches successives la crème à la vanille, le coulis et les fruits. Bon appétit !

2

ÉQUILIBRER VOTRE SYSTÈME VASCULAIRE

C'est en quelque sorte la force de ravitaillement de notre corps. Le système vasculaire distribue en effet dans le corps l'oxygène, les minéraux, les vitamines, etc. Un dérèglement de son fonctionnement est source de maladies dont certaines peuvent être très graves.

CE QUE DIT LA SCIENCE

Quand on pense au rôle du système vasculaire sur notre santé, on songe tout de suite aux diverses pathologies cardio-vasculaires que son dysfonctionnement peut provoquer mais, comme vous le découvrirez ici, il peut aussi être impliqué dans le développement de tumeurs cancéreuses ou de troubles neurodégénératifs.

Le rôle clé du système vasculaire

Quelque 100 000 km de vaisseaux sanguins – artères, veines et capillaires – irriguent tout notre corps, ce qui représente à peu près deux fois et demie la surface de la Terre. Chargés d'apporter oxygène et nutriments jusqu'au bout de vos doigts et orteils, ils sont partout. Un encrassement de ces vaisseaux compromet donc votre santé, mais aussi votre bien-être en général. La peau perd sa souplesse, les jambes sont douloureuses et gonflées, le surpoids s'installe, qui compromet aussi le bon fonctionnement des hormones. Plus grave encore, le cœur a plus de mal à jouer son rôle de pompe pour permettre une circulation du sang ample, fluide et efficace. L'hypertension résulte ainsi d'une diminution du nombre d'artères valides. Par ailleurs, avec l'âge, beaucoup de vaisseaux s'allongent et forment des nœuds, ce qui occasionne les varices dans les jambes, mais aussi, plus grave encore, des possibles lésions dans le cerveau.

Dans ce chapitre, je souhaite aussi évoquer une caractéristique particulière du système vasculaire : son architecture continue d'évoluer tout au long de notre vie, avec la formation de nouveaux vaisseaux sanguins, un phénomène qui porte le nom d'**angiogenèse**. On distinguera deux situations : la situation où il y a une prolifération en excès des vaisseaux, et celle où il y a à l'inverse une insuffisance de leur développement. Présents en excès, les vaisseaux sanguins favorisent la croissance de tumeurs ; en nombre insuffisant, ils provoquent une dégénération des tissus, en particulier dans le muscle cardiaque.

Un développement insuffisant des vaisseaux

Une insuffisance de développement du système vasculaire est associée à la survenue d'ulcères veineux au niveau des jambes, de neuropathies (maladies affectant le bon développement des nerfs), mais aussi de troubles de l'érection ou de perte des cheveux.

Par ailleurs, une angiogenèse médiocre compromet la guérison du cœur après un infarctus, au cours duquel se produit un manque d'oxygénation du tissu cardiaque en raison d'un afflux insuffisant de sang.

→ La piste de la thérapie cellulaire

Plusieurs équipes de chercheurs travaillent sur la reconstruction de vaisseaux dans le cadre de ce qu'on appelle la thérapie cellulaire. Il s'agit d'injecter des cellules souches (je reviendrai sur ces cellules au chapitre 4) au niveau de la zone touchée pour favoriser la réparation du vaisseau sanguin. Une piste prometteuse, notamment pour stimuler la régénération des vaisseaux après un infarctus du myocarde ou un accident vasculaire cérébral (AVC).

Une prolifération en excès des vaisseaux

Cette prolifération a des conséquences multiples sur la santé. Elle est ainsi impliquée dans une des formes de la dégénérescence maculaire liée à l'âge (DLMA), la forme dite humide, qui se traduit par une prolifération de nouveaux vaisseaux anormaux sous la rétine, provoquant rapidement une perte de la vision centrale.

Dans les maladies inflammatoires osseuses, la création de nouveaux vaisseaux relâche des enzymes qui finissent par détruire la structure osseuse mais aussi les cartilages.

Il en est de même pour le psoriasis, une maladie inflammatoire de la peau caractérisée par la formation de nouveaux vaisseaux sanguins entraînant une rougeur cutanée souvent très douloureuse, avec une desquamation (la peau pèle).

On s'est également rendu compte que le développement anormal des vaisseaux dans le cerveau pouvait être relié à l'apparition de la maladie d'Alzheimer. La recherche suggère aussi que la santé du cerveau est en lien étroit avec la santé du cœur et des vaisseaux sanguins.

De façon assez étonnante, l'obésité implique également un développement en excès du système vasculaire conduisant à une augmentation de la masse grasse, qui exige alors des apports caloriques plus élevés pour se nourrir de façon plus importante.

Angiogenèse et cancer

L'angiogenèse correspond à la ramification et à l'extension des capillaires qui sillonnent le corps. Dans un contexte normal, elle favorise la réparation des tissus abîmés, mais aussi la formation de nouveaux tissus. Par exemple, elle participe chez la femme, après la fécondation, à la formation du placenta. Des facteurs présents dans le corps (par exemple, des facteurs de croissance) commandent l'inhibition ou la prolifération de l'angiogenèse.

Normalement, les cellules des vaisseaux sanguins se renouvellent très lentement à l'âge adulte, sauf en cas de traumatismes qui peuvent exiger la création de petits vaisseaux pour nourrir les nouveaux tissus. L'affaire prend une tournure nettement plus dangereuse quand une tumeur naissante devient très réactive et stimule l'élaboration de nouveaux vaisseaux sanguins qui lui permettront de vivre et de se développer. Ce phénomène incroyable se produit lorsque la tumeur manque d'oxygène : elle envoie alors des signaux aux vaisseaux sanguins les plus proches, et leurs cellules commencent à proliférer. Les vaisseaux vont, à la façon d'un arbre, faire pousser leurs branches vers la tumeur pour l'alimenter.

En 1968, deux équipes américaines ont montré que des tumeurs naissantes libèrent une substance qui stimule la croissance des vaisseaux sanguins existants. À leur suite, l'Américain Judah Folkman a, en 1971, émit l'hypothèse qu'on pourrait priver la tumeur d'un afflux sanguin en bloquant l'action de cette substance, ce qui ralentirait la dissémination du cancer, les cellules cancéreuses étant véhiculées par le sang dans l'organisme[16].

Vous avez peut-être vu le film *Alien*, où un organisme se développe en se nourrissant de son environnement pour grossir, jusqu'à envahir tout l'espace. La tumeur fonctionne sur le même principe : elle se nourrit au-delà de ses besoins et crée son propre réseau d'alimentation de manière à coloniser son environnement, au risque de provoquer des dégâts irréversibles.

Au lieu de combattre directement la tumeur par les traitements traditionnels, Folkman et son équipe ont choisi de viser tous les mécanismes qu'elle met en œuvre pour devenir le seul occupant de la place et coloniser de nouvelles zones. Ils émettent l'hypothèse qu'il serait peut-être possible de la combattre en bloquant la circulation sanguine autour d'elle pour la priver d'oxygène et de nutriments. C'est ainsi que sont nées des molécules visant à inhiber la croissance de ces vaisseaux, et ainsi à diminuer l'impact de la tumeur.

Un organisme à l'équilibre est capable de circonscrire la tumeur. C'est d'ailleurs ce que nous faisons déjà, puisque nous développons tous des microtumeurs dont notre corps bloque l'expansion et la diffusion en les privant d'oxygène et de nutriments. Et c'est précisément cet état de stabilité que nous pouvons tenter de préserver en choisissant avec soin nos aliments.

LES ALLIÉS DE VOTRE CIRCULATION SANGUINE

Une alimentation contrôlée va aider l'organisme à maintenir la stabilité de son système vasculaire. Ainsi, on a pu observer que les Asiatiques, qui consomment beaucoup de thé, de soja et de légumes, ont en général des risques moindres de développer un cancer que les Occidentaux. Plus près de nous, le fameux régime méditerranéen, riche en vitamines et en minéraux issus des légumes et des fruits, des céréales complètes, des noix, de l'huile d'olive vierge et des poissons, réduit l'incidence des maladies chroniques, entre autres les pathologies cardio-vasculaires ou le diabète, mais aussi des cancers et de certaines maladies neurodégénératives, et il améliore la longévité. On sait aussi désormais qu'il peut booster le processus de contrôle du système vasculaire.

Les poissons gras

Leur intérêt, c'est leur richesse en oméga-3 (voir page 30), des acides gras polyinsaturés qui protègent nos artères et nos veines. Cette abondance est liée au fait que ces poissons se nourrissent de planctons qui contiennent une grande quantité d'oméga-3.

Beaucoup d'études ont également mis en valeur l'effet protecteur des oméga 3 dans certains cancers, en particulier le cancer du sein. Dans une revue de 26 études portant sur 800 000 femmes, des chercheurs chinois ont ainsi montré que la consommation d'une à deux portions de poissons gras par semaine était associée à une réduction de 14 % du risque de cancer du sein. Mais ils soulignent aussi que seuls les omégas-3 d'origine marine joueraient ce rôle, aucune réduction n'ayant été relevée avec les autres sources (huiles végétales, mais aussi noix[17]). Une autre étude a montré que la réduction du risque était portée à 25 % chez les femmes qui consommaient 80 g de poisson par jour. Il semble que cet effet protecteur soit encore plus marqué quand les tumeurs sont associées à un mauvais pronostic, en raison d'une vascularisation trop forte autour et à l'intérieur de ces tumeurs. Le seul facteur limitant étant la pollution marine, on choisira de préférence des petits poissons gras provenant de mers ouvertes, comme l'Atlantique (sardines, anchois).

Par ailleurs, la prise régulière d'oméga-3 pourrait limiter les risques de développer une dégénérescence maculaire liée à l'âge (DLMA) de forme humide, la plus sévère. Des chercheurs ont ainsi découvert qu'une supplémentation en oméga-3 sous les formes DHA et EPA augmentait de 70 % la quantité de DHA dans les membranes des cellules de la rétine mais aussi du cerveau. Les chercheurs ont émis l'hypothèse que des taux élevés de DHA dans l'organisme sur une durée prolongée pourraient réduire le risque de déclarer une DLMA.

Le jambon de Parme

Même s'il est recommandé de limiter sa consommation de viande et charcuterie en évitant de dépasser 500 g par semaine (ce qui réduirait les risques de troubles cardio-vasculaires, mais aussi de cancer colorectal), il faut savoir que certains jambons ont des propriétés intéressantes. C'est le cas du jambon de Parme, qui provient d'animaux principalement nourris de châtaignes, ce qui modifie la qualité de leur graisse en les dotant de quantités élevées d'oméga-3. Et comme ce produit répond à une appellation d'origine protégée, sa préparation doit obéir à un cahier des charges très strict, qui garantit une qualité optimale, sans colorants ni conservateurs.

J'invite donc les amateurs de charcuterie qui ont du mal à se passer de cette « gourmandise » à privilégier le jambon de Parme. La consommation restera toutefois modérée, car c'est un aliment riche en sel, mais aussi en oméga-6, qui sont pro-inflammatoires et perturbent la santé intestinale quand ils sont consommés en excès.

→ À savoir

Le jambon de Parme est obtenu par salage de la viande. Vient ensuite le séchage et une maturation longue (de 12 à 36 mois, voire plus), un procédé qui permet d'éviter l'utilisation de nitrites pour conserver la viande.
Certes, un excès de sel est nuisible à la santé (rétention d'eau, maladies cardio-vasculaires, augmentation des risques de déclin cognitif), mais cet ingrédient n'a cependant pas tout faux. C'est un exhausteur de goût qui souligne la délicate saveur du jambon de Parme, par exemple, mais il réduit aussi la croissance des micro-organismes en limitant la teneur en eau des salaisons. Il empêche également le développement de parasites comme le ténia ou la trichinellose.

Les crucifères

Bonne pour le microbiote intestinal (voir page 69), cette famille a encore bien d'autres qualités ! On trouve en effet dans les choux et autres membres de ce groupe botanique, en particulier dans le brocoli, deux composés extrêmement intéressants malgré leurs noms barbares : le sulforaphane et l'indole-3-carbinol. Tous deux ont des actions anticancéreuses reconnues, en inhibant la prolifération des cellules tumorales.

Plusieurs études ont mis souligné qu'une consommation régulière de chou, en particulier de brocoli (100 à 200 g par semaine), permettrait de prévenir certains cancers) réduirait de 28 % le risque de prolifération d'un mélanome, de presque 60 % celui d'un cancer de la prostate, de 30 % celui d'un cancer de l'œsophage ou des ovaires et de 40 % celui d'un lymphome.

Des tomates... à l'huile d'olive

Les tomates et leurs dérivés (sauces ou concentrés) sont de loin la source la plus importante en lycopène, un pigment de la famille des carotènes qui intéresse les chercheurs du monde entier pour ses bienfaits pour la santé.

Plusieurs études d'observation suggèrent que les régimes riches en lycopène ont une incidence significative sur la réduction des risques de certains cancers. Des chercheurs britanniques ont ainsi observé que le risque de cancer de la prostate diminuait de 20 % chez les hommes qui mangeaient l'équivalent de deux tomates par jour, sous quelque forme que ce soit : en salade, en soupe, en sauce, en jus ou en purée. Une revue exhaustive sur ce sujet semble confirmer cette hypothèse[18]. Les recensements portant sur d'autres cancers ont également établi un lien entre une consommation élevée de tomates et une réduction des risques pour les cancers de l'estomac et du poumon.

De là à se bourrer de ketchup, il y a un pas que je ne vous conseille pas de franchir. Car si les produits à base de tomates semblent plus intéressants que le fruit lui-même en raison de leur concentration en lycopène, le ketchup est beaucoup trop riche en sucre ! Par ailleurs, le lycopène serait mieux absorbé s'il est associé à un élément gras : cuisiner les tomates à l'huile d'olive permet d'obtenir une dose de lycopène beaucoup plus importante que si on les consomme crues et nature.

On trouve également dans la tomate des caroténoïdes comme la rutine ou la bêta-cryptoxanthine, aux vertus antioxydantes.

➔ Astuce

Le lycopène a un gros défaut : comme il reste prisonnier des cellules des tomates, il passe difficilement dans le sang, sauf si on fait cuire les tomates. Il suffit de 30 minutes de cuisson pour doubler la quantité du lycopène disponible dans le fruit. La chaleur force les cellules à libérer ce pigment et assouplit ses molécules pour les rendre plus solubles. Elles sont ainsi plus faciles à assimiler par l'organisme. C'est pourquoi les tomates cuisinées, y compris en conserve, sont meilleures pour votre santé que les tomates crues. Le concentré de tomates contiendrait ainsi 16 fois plus de lycopène que le fruit frais.

En revanche, si vous voulez profiter des vitamines de la tomate, consommez-la crue, avec sa peau : c'est là que se concentrent les vitamines et phytonutriments.

Des pommes et du cidre

On trouve dans la pomme deux antioxydants qui agissent sur la prolifération des vaisseaux : il s'agit de l'acide caféique (présent naturellement en petite quantité dans le café) et de l'acide férulique, qui pourraient avoir une activité anti-tumeur directe pour les cancers du sein et du foie (voir aussi page 163). Plus généralement, les flavonoïdes de la pomme, limiteraient notamment le risque de survenue de différentes formes de cancers (entre autres poumon et foie) et réduiraient la prolifération des métastases[19].

Les données sur les liens entre alimentation et vieillissement montrent aussi que la pomme a des vertus hypocholestérolémiantes, ce qui réduirait les risques cardio-vasculaires. Des chercheurs britanniques de l'Université d'Oxford ont montré que manger une pomme par jour aurait le même impact que consommer une statine (médicament utilisé pour baisser la cholestérolémie) et pourrait prévenir chaque année 8 500 décès par maladies cardio-vasculaires chez les plus de 50 ans[20].

Il semble que le cidre, préparé à base de jus de pomme, pourrait avoir les mêmes effets que le fruit dans la prévention des cancers. Une étude américaine a montré une amélioration des lymphomes chez des personnes consommant deux verres de cidre par semaine[21].

Pour finir, j'attire votre attention sur le fait que, pour les pommes comme pour tous les fruits, il est préférable de les manger avec la peau (donc d'acheter des produits bio), car c'est là que se concentrent vitamines et phytonutriments, entre autres l'acide ursolique, qui aide à réduire l'inflammation et limite la vascularisation des tumeurs.

➔ Brut ou doux ?

Si c'est avant tout le goût qui guide votre choix, sachez que le cidre doux est moins alcoolisé (1,9 % d'alcool), mais plus sucré : il atteint 5 % de glucides. Pour le cidre brut, le taux d'alcool s'élève à 3,7 %, et le taux de sucre s'abaisse alors à 2,2 %.
Le cidre bénéficie de certaines propriétés de la pomme, notamment sa richesse en potassium et en fibres (pectines, entre autres). Il contient également du sorbitol, un édulcorant naturel qui aurait un rôle dépuratif sur le foie et la vésicule biliaire. En excès, il stimule le transit et pourrait même avoir des effets laxatifs. Mais n'oublions pas que l'abus d'alcool est mauvais pour la santé.

Les fruits rouges

Tous les fruits rouges contiennent de l'acide ellagique et des anthocyanes, qui pourraient avoir une action préventive sur le développement des cancers en lien avec une augmentation de la vascularisation. Et plus la couleur des fruits est foncée, plus ils sont riches en phytonutriments.

La consommation de baies a également été associée à une baisse du « mauvais » cholestérol LDL, à une élévation du « bon » cholestérol HDL et à une réduction de l'inflammation chronique. Ces améliorations peuvent se produire en un peu moins de quatre semaines.

Autre bonne nouvelle, les régimes riches en baies et fruits rouges ont été associés à un retard du vieillissement cognitif, ces fruits semblant ralentir le déclin mental.

→ Astuce

Les baies sont bonnes pour notre santé, mais elles restent chères. Pour profiter de leurs vertus sans vous ruiner, n'hésitez pas à les acheter congelées : la surgélation n'a qu'un faible impact sur leur valeur nutritive.

Le soja

Tous les végétariens et tous les végétaliens le connaissent comme une excellente source de protéines végétales qui peut, dans une certaine mesure, se substituer aux protéines animales, mais il a aussi ses détracteurs, en raison notamment de sa teneur en isoflavones (un groupe de phyto-œstrogènes), qui peuvent provoquer des variations hormonales indésirables.

Les études montrent que les isoflavones en excès peuvent favoriser la prolifération et la croissance de tumeurs mammaires hormono-dépendantes, ce qui suggère un risque potentiel pour les personnes ayant des antécédents de cancers du sein hormono-dépendants. Les compléments alimentaires à base de soja sont donc déconseillés.

Sans vouloir inonder ce livre de jargon médical, j'aimerais souligner que le soja contient notamment deux isoflavones, la daidzéine et la génistéine, qui pourraient bloquer la formation de nouveaux vaisseaux sanguins impliqués dans le développement de tumeurs malignes. Certaines légumineuses, comme les lupins, les fèves ou les pois chiches, en contiennent également, mais dans des proportions moins élevées.

La plupart des études qui associent un régime alimentaire riche en soja et la prévention du cancer reposent sur le fait que les cancers du sein et de la prostate, entre autres, sont moins nombreux dans les pays d'Asie, où le soja et ses dérivés sont couramment consommés. On a aussi observé une augmentation de ces cancers chez les Asiatiques ayant émigré aux États-Unis, qui ont réduit en général leur consommation de soja.

En conclusion, il semble qu'une consommation régulière de soja réduit les risques de développer un cancer, avec toutefois deux bémols : le surpoids semble limiter cette action, et les femmes devraient éviter la consommation de cet aliment au moment de la ménopause, en raison de sa teneur en phyto-œstrogènes.

→ À savoir

Le soja cru contient 22 % de glucides, 20 % de lipides et 38 % de protéines. Sa composition en acides aminés permet de l'associer aux céréales pour couvrir tous les besoins de l'organisme, en particulier dans les régimes végétariens. Mélangez avec du boulgour, du pilpil, de la semoule ou du quinoa, et vous obtiendrez une base idéale pour une farce végétarienne dont vous pourrez garnir tomates, poivrons, courgette ou aubergines !
Le soja est dépourvu de cholestérol et permettrait même de réduire le cholestérol total, pour un apport supérieur à 33 g de protéines de soja par jour. La boisson au soja et les produits qui en découlent conviennent aux personnes intolérantes au lactose. Enfin, sous forme de tempeh (donc fermenté), il apporte de la vitamine B12 (0,08 µg/100 g), ce qui est rare pour un aliment végétal.

Le thé vert

Les amateurs de thé se divisent en deux camps : d'un côté, les Occidentaux, qui préfèrent en général les thés noirs ; de l'autre, les Asiatiques, plus portés sur les thés verts. Et ces derniers semblent avoir de bonnes raisons d'avoir choisi le thé vert, car il pourrait les protéger contre le développement de plusieurs cancers.

Le thé contient des catéchines, entre autres des épigallocatéchines (EGCG), une molécule qui perturberait la croissance des cellules cancéreuses et bloquerait la capacité des tumeurs à provoquer la formation d'un nouveau réseau de vaisseaux sanguins. Or, la progression des tumeurs à un stade mature dépend exclusivement de l'augmentation du réseau vasculaire.

Par ailleurs, une consommation quotidienne de thé vert pourrait être associée à une baisse de la pression artérielle et du taux de cholestérol, deux facteurs de risque majeurs pour les maladies cardiaques et les AVC. Dans une revue d'études portant sur le mode de vie de plus de 850 000 participants, des chercheurs ont constaté que 375 ml de thé vert par jour (soit environ une grande tasse) étaient associés à une réduction de 27 % du risque de maladies cardiaques et de 18 % du risque d'AVC. Cet effet est attribué à un groupe de polyphénols antioxydants, les catéchines, qui ont également des effets anti-inflammatoires puissants.

Des chercheurs italiens ont comparé la préparation du thé à chaud ou à froid (on laisse infuser le thé dans de l'eau froide pendant deux heures au moins). La seconde méthode permettrait d'obtenir plus de catéchines, mais aussi, plus globalement, davantage de polyphénols, avec une activité antioxydante plus élevée. La chaleur est très efficace pour extraire rapidement les polyphénols, mais elle en détruit pas mal au passage, alors qu'un thé infusé à froid les conserve tous.

→ À savoir

Le thé se démarque par une valeur calorique nulle, si l'on prend soin de le consommer sans sucre. Les feuilles les plus savoureuses étant les plus petites (les plus

proches du bourgeon), on préférera le thé aux feuilles entières à celui aux feuilles brisées.
Le thé vert contient des alcaloïdes à effet diurétique. Avec environ 40 mg de caféine par tasse, il est moins excitant que le café.
Les tanins présents dans le thé (150 mg dans 1 cuillerée à café) ralentissent le transit digestif. C'est pourquoi une forte consommation de thé peut provoquer une constipation.

De l'huile d'olive, mais vierge extra

On connaît depuis longtemps les vertus de l'huile d'olive, riche en bons antioxydants: acide oléique, tyrosol, hydroxytyrosol et oleuropéine. On ne trouve cette dernière molécule que dans deux autres végétaux: l'arganier et le troène. Elle pourrait réduire l'hypertension et le diabète. Elle aurait aussi la faculté de protéger l'organisme contre les virus et la prolifération des cellules cancéreuses.

L'huile d'olive contient aussi de l'oléocanthal, un polyphénol qui présente une structure voisine de celle de l'oleuropéine et qui reste conservé dans l'huile d'olive vierge extra quand celle-ci a été extraite à froid. Une équipe américaine a découvert que l'oléocanthal serait en mesure de tuer les cellules cancéreuses[22]. On connaissait sa capacité à inhiber la prolifération de certaines tumeurs chez la souris, mais il semble qu'il soit capable de pénétrer à l'intérieur des cellules cancéreuses, où il endommage la membrane des lysosomes (des petites structures où s'accumulent les déchets). Une consommation de trois cuillerées à soupe d'huile d'olive par jour pourrait réduire de 45 % le risque des cancers de la sphère digestive. Les cancers de l'ovaire et du côlon pourraient aussi être concernés, mais dans des proportions moindres.

→ À savoir

L'huile d'olive contient entre 73 à 78 % d'acides gras mono-insaturés, qui abaissent le taux de « mauvais » cholestérol LDL et augmentent le taux du « bon » cholestérol HDL. Mais il lui manque des acides gras oméga-3. Cependant, elle est très riche en polyphénols, une famille de composés alimentaires naturels liés aux végétaux, fruits et légumes, aux propriétés antioxydantes. Enfin, elle peut renfermer jusqu'à 30 mg pour 100 ml de vitamine E, aux effets protecteurs contre les troubles cardio-vasculaires, mais aussi contre la dégénérescence maculaire liée à l'âge et les maladies neurodégénératives.
Une huile d'olive de première pression à froid dégage de très belles saveurs. N'hésitez pas à profiter de ses vertus en y faisant infuser du basilic, du thym, de l'ail ou des piments, pour varier les plaisirs gustatifs.

Des oléagineux, encore et toujours

J'ai évoqué au chapitre précédent plusieurs bienfaits des oléagineux pour la santé du microbiote. Ces vertus ne s'arrêtent pas là.

En effet, des études ont montré que les fruits à coque pouvaient contribuer à réduire la résistance à l'insuline, qui conduit à une augmentation du taux de sucre dans le sang. Par ailleurs, une étude américaine conduite sur trente ans a mis en valeur une corrélation entre une réduction du nombre de décès par arrêt cardiaque ou par cancer et une consommation régulière de noix[23].

Une autre étude conduite à l'université de Yale suggère que les personnes atteintes d'un cancer du côlon de stade 3 et qui consomment régulièrement des fruits à coque présentent un risque de récidive et de mortalité nettement inférieur à celles qui n'en consomment jamais. Cette étude réalisée sur 826 personnes suivies pendant six ans et demi après un traitement par chirurgie et chimiothérapie souligne une amélioration de 42 % de la survie sans maladie et de 57 % de la survie globale pour celles qui avaient consommé au moins deux portions de noix par semaine. Des études antérieures de patients atteints de cancer du côlon ont révélé que ceux qui présentaient certains facteurs de risque liés à leur mode de vie (obésité, manque d'exercice et alimentation riche en glucides) avaient une résistance à l'insuline élevée et une aggravation des risques de décès par cancer. Cela semble indiquer que les comportements limitant l'insulino-résistance (dont la consommation de fruits à coque fait partie) pourraient améliorer les résultats dans le cancer du côlon et donc augmenter les chances de survie[24].

→ Astuce

Si les Américains consomment depuis toujours du beurre de cacahuètes, les purées de noix, noisettes et amandes ont désormais envahi les rayons bio des grandes surfaces en France. Elles peuvent tout à fait remplacer le beurre sur une tartine, à condition de privilégier un produit complet et sans ajout de sucre ou autre additif.

Le chocolat noir

L'intérêt du chocolat noir provient de sa richesse en composés phytochimiques : un seul carré contient deux fois plus de polyphénols qu'un verre de vin. Cette action bénéfique est bien documentée pour les maladies cardio-vasculaires, une consommation journalière de 5 à 10 g de chocolat à 70 % de cacao étant associée à une diminution de moitié de la mortalité liée à ces maladies.

Mieux encore, plusieurs études ont associé l'ingestion de 45 g de chocolat noir (riche en polyphénols) à une diminution prononcée des dommages sur l'ADN des cellules sanguines, ce qui limiterait les risques d'apparition d'un cancer. Cet effet est corrélé à l'activité antiangiogénique de la pâte de cacao, activité qui permettrait de retarder le développement de plusieurs types de cancers en lien avec un stress oxydatif (agression des cellules par des radicaux libres)[25].

→ Astuce

Plus le pourcentage de cacao est élevé, plus le chocolat sera riche en magnésium et en substances antioxydantes. Privilégiez un chocolat contenant au moins 70 % de cacao ou utilisez du cacao en poudre non sucré. En revanche, côté calories, tous les chocolats (noir, blanc ou au lait) apportent en moyenne 530 kcal/100 g. Cependant, le chocolat noir étant moins sucré, sa forte concentration en cacao sature plus rapidement les papilles : on a ainsi rarement envie de finir la tablette !

Vin ou bière ?

On attribue au vin un effet bénéfique en prévention des maladies cardio-vasculaire et du cancer du côlon (un verre par jour réduirait le risque d'être touché par ces maladies). Toutefois, je n'ai pas souhaité l'inclure parmi les aliments qui limitent la prolifération des vaisseaux, car les risques liés à sa consommation ne sont pas anodins. Et comme nous disposons d'un grand nombre de substances permettant d'améliorer la prévention, je ne vois pas l'intérêt de le citer. D'autant plus que, pour que l'éthanol soit réellement actif, il faudrait boire plus qu'un verre de vin par jour. Je redoute que les études marketing sur ce sujet très controversé l'emportent sur l'intérêt scientifique.

Grande oubliée des boissons intéressantes pour la santé, la bière est à ce titre plus avantageuse que le vin, car elle est élaborée à partir de houblon, qui contient du xanthohumol, un antioxydant deux cents fois plus puissant que le resvératrol du vin rouge.

Des chercheurs de Harvard et du Brigham and Women's Hospital ont cherché à vérifier l'action possible de la bière sur la prévention des risques, en particulier pour le cancer du rein. Dans une synthèse de 12 études ayant impliqué quelque 530 000 femmes et 230 000 hommes sur une période de suivi de 7 à 20 ans, ils ont observé que le risque de développer un cancer du rein a été réduit de 28% chez les personnes ayant une consommation modérée de bière (moins de deux verres par jour) par rapport aux abstinents[26]. Toutefois, comme pour le vin, il reste délicat de conseiller un produit qui a aussi des effets dommageables pour la santé: l'alcool demeure un facteur de risque majeur du cancer du sein, du foie et de l'œsophage.

→ À savoir

La bière est une boisson alcoolisée fabriquée par fermentation d'un mélange d'eau et de malt (orge germé), aromatisé au houblon. En plus des propriétés antioxydantes liées à la présence de polyphénols et de tanins, elle contient une quantité importante de potassium, de sodium, de magnésium et de vitamines C et B9.
Une bière à 4° d'alcool fournit 50 Kcal au 100 ml et 4,5 % de glucides : un apport calorique qui peut sembler modéré pour un alcool, mais cette boisson est assez sucrée. Notons également qu'elle contient de la mélatonine, qui favorise l'endormissement. Mais ce n'est pas une raison pour en abuser !

Herbes fraîches

La plupart contiennent des substances bioactives et une très large variété d'antioxydants. Elles sont des sources intéressantes de vitamines du groupe B (principalement B9 dans le thym), de vitamine C (surtout pour l'estragon) et de bêta-carotènes (cerfeuil), mais aussi de calcium (thym) et de potassium (cerfeuil et romarin). Le thym est également très riche en fer, tandis que l'estragon contient un taux élevé de zinc, indispensable au métabolisme de la vitamine A.

Cependant, leur consommation reste limitée (vous ne mettrez jamais 100 g d'herbes dans une salade, sauf dans le vrai taboulé libanais !), ce qui laisse planer un doute sur leur réelle efficacité. Leurs effets bénéfiques ont beau être prouvés par les éprouvettes de la science, leur emploi au quotidien en cuisine ne doit pas laisser espérer des miracles !

LA « POSOLOGIE »

Les quantités recommandées sont surtout utiles en prévention, à partir des éléments fournis par quantité d'études expérimentales, aucune donnée avérée ne permettant de préconiser leurs effets à titre curatif.

➔ **Poissons gras :** 500 g par semaine en deux ou trois fois.

➔ **Jambon de Parme :** 150 g une fois par semaine, en complément des poissons gras, pour remplacer la viande.

➔ **Crucifères :** 100 à 200 g de chou (de préférence brocoli) trois fois par semaine.

➔ **Tomates :** 200 g trois fois par semaine, cuites si possible ou crues avec de l'huile d'olive.

➔ **Pommes ou cidre :** 1 pomme ou 1 verre de cidre par jour.

➔ **Fruits rouges :** 50 g par jour.

➔ **Soja :** 100 g trois fois par semaine.

➔ **Huile d'olive :** 1 à 2 cuillerées à soupe par jour.

➔ **Fruits à coque :** 20 g par jour.

➔ **Chocolat noir :** 20 g par jour.

➔ **Bière :** 2 verres par semaine.

➔ **Thé vert :** 1 à 2 grandes tasses chaque jour.

➔ **Herbes fraîches :** à volonté, en utilisant toutes les variétés possibles.

RECETTES

Gambas poêlées au brocoli et jambon de Parme

Ingrédients pour 1 personne

100 g de gambas — Le jus de ½ citron — 1 c. à s. de sauce soja — 1 gousse d'ail — 1 pincée de noix de muscade râpée — 1 pincée de gingembre en poudre — 200 g de brocoli — 1 c. à s. d'huile de pépin de raisin — 1 tranche de jambon de Parme — 1 branche de persil frais — Sel, poivre

1. Décortiquez les gambas et faites-les mariner au moins 1 heure avec le jus de citron, la sauce soja, l'ail écrasé et les épices.

2. Rincez et émincez le brocoli, puis faites-le cuire au wok avec l'huile de pépin de raisin. Ajoutez les gambas égouttées (conservez la marinade) et laissez dorer quelques minutes.

3. Versez la marinade et laissez réduire. Salez et poivrez, puis décorez de persil frais ciselé et de lanières de jambon de Parme. Servez aussitôt.

Chou rouge à la pomme et toast au munster

Ingrédients pour 2 personnes

200 g de chou rouge — 1 pomme golden — 1 c. à s. d'huile de colza — 1 c. à s. de vinaigre de cidre — 1 c. à c. de moutarde à l'ancienne — 10 g de pignons de pin — 2 tranches de pain de seigle — 1 gousse d'ail — Herbes de Provence — 50 g de munster — 1 c. à c. de graines de cumin — Poivre

1. Rincez et émincez le chou. Rincez, pelez et émincez la pomme. Mélangez-les.
2. Préparez une vinaigrette avec l'huile, le vinaigre et la moutarde, puis versez sur la salade de pomme et chou. Mélangez avant de répartir dans des assiettes de service. Réservez au frais.
3. Torréfiez les pignons de pin dans une poêle.
4. Frottez les tranches de pain avec l'ail, saupoudrez d'herbes de Provence, ajoutez le munster en tranches fines et passez 5 minutes sous le gril du four.
5. Déposez les toasts de fromage sur la salade de chou, saupoudrez de graines de cumin et de pignons grillés. Poivrez. Dégustez sans attendre.

Lapin au chou et au cidre

Ingrédients pour 1 personne

½ oignon — 1 cuisse de lapin — 1 c. à c. d'huile d'olive — 250 g de chou chinois — 1 pincée de piment d'Espelette — 1 petite branche de thym — 1 verre de cidre brut — 1 c. à s. de crème fraîche — Sel, poivre

1. Dans une cocotte, faites revenir l'oignon émincé et la cuisse de lapin avec l'huile d'olive.

2. Rincez et émincez le chou. Ajoutez-le dans la cocotte avec le piment, le thym et le cidre. Salez et poivrez. Couvrez et laissez cuire 30 minutes à feu doux.

3. Incorporez la crème en mélangeant pendant 5 minutes sur le feu. Dégustez aussitôt !

Blanquette express au tofu fumé

Ingrédients pour 1 personne

200 g de carottes — 100 g de champignons de Paris — ½ échalote — ¼ d'oignon — 1 c. à s. d'huile d'olive — 1 pincée de noix de muscade râpée — 1 pincée de piment d'Espelette — 120 g de tofu fumé — 1 branche de thym — 10 g de fécule de maïs — 15 cl de boisson au soja nature — 1 clou de girofle — 1 c. à s. de persil ciselé — Sel, poivre

1. Rincez et épluchez les carottes. Coupez-les en rondelles.
2. Après avoir éliminé l'extrémité des pieds, rincez et émincez les champignons.
3. Pelez et émincez l'échalote et l'oignon. Faites-les revenir dans une casserole avec l'huile d'olive, la muscade et le piment d'Espelette. Ajoutez les rondelles de carottes et le tofu coupé en dés. Poursuivez la cuisson jusqu'à ce qu'ils soient légèrement dorés.
4. Baissez le feu, ajoutez les champignons et poursuivez la cuisson quelques minutes, puis mouillez avec de l'eau à mi-hauteur et ajoutez la branche de thym. Laissez cuire jusqu'à évaporation complète.
5. Dans une petite casserole, délayez la fécule de maïs avec la boisson au soja. Salez et poivrez, ajoutez le clou de girofle, puis mettez sur le feu et laissez épaissir sans cesser de remuer.
6. Versez cette sauce sur la préparation au tofu, après avoir retiré la branche de thym. Décorez de persil et servez aussitôt !

Crème au chocolat tonka et framboises

Ingrédients pour 2 personnes

40 g de fécule de maïs — 30 cl de lait demi-écrémé — 4 c. à s. de lait de coco — 1 pincée de fève tonka râpée — 30 g de chocolat noir à plus de 70 % de cacao — 1 c. à s. de sucre muscovado — 200 g de framboises fraîches

1. Délayez la fécule de maïs dans un peu de lait froid.
2. Faites chauffer le reste du lait à feu doux avec le lait de coco, la pincée de fève tonka râpée, le chocolat cassé en morceaux et le sucre muscovado.
3. Quand le chocolat est fondu, ajoutez le mélange à la fécule de maïs, puis faites épaissir la préparation à feu doux, sans cesser de remuer.
4. Répartissez la crème dans 2 ramequins et réservez 1 heure au frais.
5. Servez accompagné des framboises.

Thé glacé

Ingrédients pour 1 personne

½ pamplemousse — 20 cl d'eau — 1 sachet de thé vert (ou 1 c. à c. en vrac) — 5 cl de jus de raisin — 1 pincée de gingembre — Quelques feuilles de menthe

1. Pelez le pamplemousse à vif et prélevez les quartiers.
2. Faites frémir l'eau et versez-la sur le thé. Laissez infuser 3 minutes, puis retirez le sachet ou filtrez. Laissez tiédir.
3. Ajoutez le jus de raisin, les quartiers de pamplemousse, le gingembre et les feuilles de menthe, puis réservez au frais.
4. Dégustez bien froid ! Les quartiers de pamplemousse peuvent être consommés à part.

3

PRÉSERVER VOTRE IMMUNITÉ

Quand j'enseignais à la faculté, les étudiants adoraient suivre mon cours, parce que j'aimais leur raconter des histoires pour leur faire mémoriser tout ce qu'ils devaient savoir pour pratiquer la médecine. Dans mes cours d'anatomie, je les emmenais en voyage dans un sous-marin, en leur faisant emprunter telle artère, tourner à tel angle, suivre telle courbe, bifurquer dans tel vaisseau pour arriver au foie, etc. En fait, je créais une histoire fantastique pour rendre mon propos plus imagé et les transporter de façon ludique au cœur de notre organisme.

L'immunité, sujet complexe s'il en est, méritait aussi ce traitement particulier afin que les étudiants puissent en avoir une vision la plus claire possible. Les jours de chance, quand un étudiant semblait touché par le rhume ou était pris de quintes de toux, je pointais mon index sur lui en disant : « Vous croyez que vous êtes malade ? » L'étudiant me regardait, surpris. Je continuais alors : « Pas du tout, vous n'êtes pas malade. Vous êtes un organisme en bonne santé et vous êtes en train de guérir. Votre toux permet d'expulser les microbes que vous avez absorbés, votre nez rouge signifie que votre système immunitaire fonctionne, le pus que vous sécrétez signale que vous avez réussi à isoler l'infection… » Puis j'expliquais alors qu'une affection bénigne comme le rhume est le signe que le système immunitaire inné fonctionne parfaitement. Donc, pour mon étudiant, il n'y avait aucune raison de s'inquiéter : il allait guérir… et pouvoir passer ses examens ! Mieux encore, grâce à cette infection que son corps venait de subir, il allait fabriquer suffisamment d'anticorps pour pouvoir mieux lutter contre de futures infections présentant les mêmes caractéristiques que la première.

CE QUE DIT LA SCIENCE

L'immunité nous protège des maladies simples comme les angines, les maux de gorge ou les rhumes, mais aussi des atteintes plus sérieuses, comme les bronchites. Mieux encore, elle nous aide à lutter contre les pathologies très graves, en particulier le cancer.

Comment ça marche

Le système immunitaire dispose de deux moyens de défense : une **immunité innée**, dépourvue de mémoire et qui veille en permanence pour détecter les cellules anormales (cellules tumorales ou infectées par un virus) ; et une **immunité adaptative**, plus longue à mettre en place et qui cible un ennemi précis que les lymphocytes T et B apprennent à identifier et à éliminer. Grâce à cet apprentissage, le « profil » est mémorisé pour que l'organisme puisse réagir vite en cas de récidive. L'immunité adaptative se développe donc au fil du temps, ce qui explique que les jeunes enfants soient particulièrement sensibles aux infections.

Quatre organes sont principalement impliqués dans le développement de notre immunité : la moelle osseuse, le thymus, la rate et l'intestin. Ce dernier joue d'ailleurs un rôle majeur, et de plus en plus reconnu, par l'intermédiaire du microbiote et de son armée de bonnes bactéries qui nous protègent contre un grand nombre de maladies.

La fonction immunitaire d'un organe comme la rate n'est pas non plus à négliger : en permanence traversée par le sang qui circule dans l'organisme, elle joue un rôle d'épuration du sang en filtrant les globules rouges et plaquettes détériorés ; elle est aussi un réservoir des lymphocytes et des macrophages, qui repèrent les cellules anormales transportées par le sang, fabriquent des anticorps et détruisent les bactéries. C'est pourquoi les personnes ayant subi une ablation de la rate sont désormais vaccinées systématiquement contre le pneumocoque ou le virus de la grippe.

Quant à la moelle osseuse et au thymus, ils fabriquent les armées de globules blancs dotés de fonctions immunitaires : les lymphocytes B (toxiques pour les cellules malades et qui les affaiblissent donc) et T (qui achèvent le travail en détruisant les cellules pathogènes).

Immunité et cancer

On ne dit pas assez que le cancer n'est pas une maladie normale : elle signale en réalité que le corps n'a pas pu se défendre contre la cellule qui s'est développée, qu'il n'a pas réussi à l'encercler, à créer de l'inflammation autour d'elle pour la tuer et qu'il l'a laissée se propager à tout l'organisme. C'est la particularité du cancer : il est dangereux quand il s'échappe. Quand il reste circonscrit, on arrive en général à le traiter après avoir au besoin retiré la tumeur.

Notre organisme est apte à développer des systèmes de défense contre tout organisme extérieur, à condition qu'il l'identifie. Mais la cellule cancéreuse est vicieuse, elle apprend à se cacher grâce à des systèmes qui lui permettent de s'infiltrer dans l'organisme sans se faire reconnaître comme agent extérieur. Elle mène une véritable opération d'infiltration « terroriste ».

Après avoir prouvé son efficacité dans le traitement des mélanomes avancés, l'immunothérapie constitue un progrès majeur pour cibler de nombreux autres cancers. Une première approche thérapeutique consiste à stimuler *in vivo* (donc dans l'organisme) certaines cellules immunitaires pour les rendre plus efficaces ou à rendre les cellules cancéreuses plus facilement identifiables par le système immunitaire. Une nouvelle technique, plus innovante, apporte au patient des cellules actives « éduquées » *in vitro* (en dehors de l'organisme) : on isole des lymphocytes pour les reprogrammer afin de les transformer en cellules tueuses du cancer et d'en faire de véritables petits missiles chargés de franchir toutes les barrières de précaution mises en place par les cellules malades.

De la même manière que le vaccin permet d'inoculer à petites doses un agent pathogène pour que notre organisme apprenne à le reconnaître afin d'être en mesure de lutter contre lui, l'immunothérapie reprogramme nos cellules pour détruire l'intrus malfaisant.

Soutenir la réponse immunitaire

L'immunothérapie et les autres approches thérapeutiques ciblent la maladie en place, mais un organisme en bonne santé a aussi plus de chance de pouvoir combattre l'agresseur, voire de l'éliminer. Tous les processus peuvent se coordonner pour une plus grande efficacité. Ainsi, nous avons les moyens de soutenir le développement de nos lymphocytes grâce aux nutriments que nous leur fournissons via notre alimentation.

Chacune de nos cellules a le pouvoir d'évoluer en cellule cancéreuse (cela se fait sur le temps long, jusqu'à une dizaine d'années en moyenne), mais toutes les cellules cancéreuses ne donnent cependant pas des cancers menaçant l'organisme. Notre système immunitaire dispose en effet de « cellules tueuses » capables de détecter les cellules anormales pour les éliminer, à condition qu'il soit suffisamment solide. L'alimentation est alors un outil majeur pour renforcer notre système immunitaire.

Inversement, une baisse de notre système immunitaire permet à l'agresseur de se développer. L'obésité ou une sous-nutrition, mais aussi les traitements médicamenteux ou les chimiothérapies, malgré leur action curative, affaiblissent notre système immunitaire. Toute fragilisation de l'organisme diminue la qualité de la réponse immunitaire, donc nous rend plus sensible aux attaques pathogènes.

La réponse immunitaire, redisons-le, ne se limite pas aux infections courantes. Elle concerne aussi le cancer, une maladie que nous pouvons combattre si notre système immunitaire est bien armé. Toute la philosophie de ce livre consiste d'ailleurs à envisager l'organisme comme un tout auquel il convient d'apporter des solutions globales pour le consolider dans sa globalité. Tout ce qui va renforcer chacun de nos différents systèmes organiques pourra tenir la maladie à distance. Et tout ce qui va soutenir notre système immunitaire permettra à notre corps de faire face contre les cellules pathogènes, même les plus vicieuses – celles qui savent si bien se dissimuler dans le cas du cancer.

Dans cette démarche, la **qualité de l'alimentation**, entre autres par un choix raisonné de certains ingrédients, est essentielle. On peut y associer l'**activité physique** : bouger redynamise l'organisme et permet ainsi à la moelle osseuse d'accroître sa capacité à fabriquer des lymphocytes ; bouger améliore le système vasculaire pour transporter jusqu'aux zones touchées par une tumeur les cellules susceptibles de combattre cette dernière.

Certains auteurs avancent qu'un **jeûne de trois à quatre** jours permettrait de lutter contre le développement des cellules cancéreuses. Privé d'apports nutritifs, le corps va utiliser au maximum ses cellules, ce qui provoquera, à la reprise alimentaire, une réponse de la moelle osseuse qui va alors fabriquer de nouvelles cellules immunitaires plus jeunes et plus performantes. Restons toutefois prudents sur cette question : à l'heure actuelle, les données scientifiques disponibles ne permettent pas de dire si le jeûne thérapeutique apporte ou non un quelconque bénéfice. Et les études qui ont montré un effet sur la réponse des cellules à la chimiothérapie ont été menées sur des cellules en culture (en laboratoire) ou sur des souris ; leur extrapolation à l'être humain n'est pas raisonnable à ce stade de la recherche.

En revanche, un **jeûne court** a la capacité de booster le système immunitaire dans le cadre des affections de la vie courante. Au cœur de l'hiver, ou après les fêtes, notre organisme fatigué réagit moins bien face aux maladies qui fleurissent alors. La chose peut s'expliquer ainsi : notre système immunitaire a besoin de vitalité pour fabriquer les anticorps ; or l'hiver est une période où nous avons tendance à manger davantage, et notre énergie est surtout concentrée sur le processus de digestion, laissant peu de vitalité à l'organisme pour fabriquer les anticorps qui luttent contre les bactéries et les virus. Donc oui au jeûne court pour booster son système immunitaire, mais attendons des études plus probantes avant de le recommander dans le cadre d'un cancer.

LES ALLIÉS DE VOTRE SYSTÈME IMMUNITAIRE

Pour soutenir votre système immunitaire, l'alimentation est un allié de choix. Vous trouverez ici une liste d'aliments aux vertus ciblées, mais n'oubliez pas qu'une bonne partie de vos défenses immunitaires repose aussi sur la santé de votre intestin, en particulier celle de votre microbiote (voir pages 41 et suivantes).

Les champignons

Depuis quelques années, ils ont le vent en poupe. Et pas uniquement pour leur saveur boisée ni pour leur faible valeur calorique (15 kcal pour 100 g). Les champignons cumulent en effet tous les atouts : ils sont riches en fibres, donc bons pour notre microbiote et pour lutter contre le cholestérol ; ils sont une des rares sources végétales de nutriments essentiels comme le sélénium et le zinc ; ils sont riches en phosphore et en potassium tout en étant pauvres en sodium, ils sont diurétiques et indiqués dans les régimes hyposodés (pauvres en sel).

Mieux encore, ils contiennent deux fibres qui ne se retrouvent dans aucune plante : la chitine et le lentinane, tous deux des boosters formidables du système immunitaire, qui offrent en outre l'avantage de réguler la pression artérielle.

Un essai clinique conduit par l'université de Floride a observé qu'une consommation journalière de shiitakés séchés permettrait de doubler en quatre semaines les lymphocytes T, qui traquent et détruisent les cellules infectées. Et cette augmentation s'est accompagnée d'une amélioration de la réactivité des cellules à la menace d'une infection[27]. L'étude a aussi prouvé que les participants ayant mangé des champignons avaient des niveaux d'inflammation moins élevés que le groupe témoin : une bonne nouvelle pour les personnes souffrant de maladies auto-immunes, comme la polyarthrite rhumatoïde, car un système immunitaire hyperactif peut finir par provoquer des épisodes inflammatoires douloureux.

Des résultats similaires ont été trouvés avec l'ajout d'une portion par jour de champignons de Paris, qui élève de 50 % les anticorps dans l'intestin, après seulement une semaine de ce régime. Et ces taux restent élevés pendant une semaine après la fin du « traitement », pour retomber ensuite à leur niveau initial.

Une expérience entreprise par une équipe australienne va dans le même sens. Un groupe conservait une alimentation normale tandis que l'autre groupe y ajoutait 100 g de champignons tous les jours. Trois semaines plus tard, on a analysé la salive des participants et on a constaté que ceux qui avaient consommé des champignons tous les jours présentaient un taux plus élevé d'immunoglobuline A, une substance qui joue un rôle crucial dans la fonction immunitaire des muqueuses pour protéger la barrière intestinale[28].

➔ Suggestion

Pour stimuler votre système immunitaire en vous faisant plaisir, voici une salade délicieuse : coupez en fines lamelles 100 g de champignons frais préalablement lavés, et pelez et émincez ½ pomme. Préparez une sauce avec un peu de yaourt, du jus de citron, de l'huile d'olive, du sel et du poivre, ainsi qu'un peu d'ail écrasé et des feuilles de coriandre ciselées. Versez sur la salade et savourez sans attendre.

L'ail

Les vertus de l'ail pour stimuler la réponse immunitaire sont naturellement corrélées à son action bénéfique sur le microbiote: les bactéries amies de notre santé qui peuplent notre intestin se nourrissent allègrement des polyphénols et composés soufrés contenu dans ce végétal que nous avons pourtant tendance à bouder à cause de la mauvaise haleine qu'il provoque! Parmi ces composés soufrés, il faut citer l'alliine, aux propriétés antifongiques et antibactériennes, notamment sur les salmonelles et sur *Escherichia coli.*

On connaît aussi son efficacité à faire baisser le mauvais cholestérol, donc à réduire les risques d'accidents cardio-vasculaires. Il améliore la fluidité du sang et réduit l'agrégation plaquettaire. Mais une expérience a montré qu'il pouvait aussi agir directement sur le système immunitaire. Des chercheurs ont recruté 120 adultes: la moitié a reçu un complément alimentaire à base d'ail en poudre et les autres un placebo. Après 45 jours, les chercheurs ont observé une augmentation significative de l'activité de certains lymphocytes. Après 90 jours, les membres des deux groupes n'avaient pas échappé aux virus hivernaux, mais ceux qui avaient reçu la supplémentation d'ail ont vu leurs symptômes diminuer de 21 % par rapport au groupe de contrôle[29]. Cette expérience a été confortée par une étude plus récente[30].

➔ Suggestion

Voici une délicieuse omelette de printemps pour soutenir votre système immunitaire à la sortie de l'hiver : cassez 2 œufs, puis ajoutez 1 gousse d'ail écrasée, du sel, du poivre et une pincée de paprika. Faites cuire en omelette dans une poêle bien chaude avec 1 cuillerée à soupe d'huile. À mi-cuisson, ajoutez des feuilles d'épinards frais. Pliez l'omelette et servez aussitôt.

Les crucifères… sous forme de pousses !

Et voici de nouveau nos crucifères ! Une preuve, s'il en était besoin, de l'étendue de leurs vertus pour notre santé. Choux blancs ou verts, frisés ou lisses, de Bruxelles ou chinois, tous contiennent, comme leurs cousins les navets, radis, moutarde ou cresson, des composés soufrés aux effets anti-inflammatoires et anticancéreux. Ils pourraient même prévenir le vieillissement des cellules.

Ces bienfaits seraient encore potentialisés en consommant ces légumes au stade de jeunes pousses, voire de graines germées, car les substances bioactives sont alors plus concentrées, du fait d'une moindre densité en eau.

S'appuyant sur des recherches ayant montré les bénéfices des pousses de crucifères sur les inflammations du système respiratoire, une équipe suisse a voulu vérifier si ces effets pouvaient s'étendre plus généralement au système immunitaire. Des études antérieures avaient en effet associé leur consommation à une réduction des réactions inflammatoires liées aux polluants, en particulier au tabac. Et l'équipe suisse a confirmé l'intérêt des pousses de crucifères, de brocoli en particulier, qui présentent une concentration très élevée de glucoraphanine, un précurseur du sulforaphane. Le sulforaphane est un antioxydant indirect, qui active des mécanismes pour neutraliser les radicaux libres. Il permettrait de régénérer un système immunitaire affaibli afin de l'aider à lutter contre les agressions extérieures mais aussi intérieures, dans le cas d'une prolifération de cellules cancéreuses[31]. Enfin, cette substance semble également prévenir les dégâts sur nos chromosomes qui seraient susceptibles de générer un cancer et elle agirait préventivement contre les maladies inflammatoires à l'origine de troubles neurodégénératifs comme la maladie d'Alzheimer.

L'huile d'olive (vierge extra, bien sûr !)

Faut-il rappeler toutes les vertus de l'huile d'olive, élément clé du régime méditerranéen et associée à une réduction des risques de maladies cardio-vasculaires ? Plus récemment, des chercheurs ont mis en valeur d'autres possibles effets bénéfiques de cette alliée de notre cuisine : l'hydroxytyriosol, un des nombreux polyphénols qu'elle contient, serait susceptible de diminuer l'impact d'un des principaux allergènes du pollen. Cette diminution limite alors l'affaiblissement du système immunitaire, qui est mieux en mesure de lutter contre l'allergie.

Baies et grenades

Quel peut être le point commun entre les rondes grenades et les petites baies rouges ou noires ? La science en a mis au moins un en relief : tous sont riches en acide ellagique, un polyphénol aux puissants effets antioxydants que l'on trouve aussi dans les fruits à coque et dans le thé vert. Il ralentirait le processus de vieillissement lié aux agressions environnementales comme l'exposition au soleil ou à la pollution, mais il aurait surtout les capacités d'empêcher la cellule tumorale de progresser et d'améliorer l'activité immunitaire permettant de lutter contre le cancer, en particulier celui de la vessie[32].

→ Suggestion

Profitez des bienfaits de la grenade au saut du lit ! La veille, mélangez dans un bol une boisson végétale, des flocons d'avoine, des graines de chia et un peu de miel. Laissez reposer toute la nuit au frigo. Le lendemain, au petit déjeuner, garnissez de graines de grenade et de brisures d'amandes, puis savourez ce « porridge ».

Le jus de raisin

Des volontaires ont été invités à participer à une expérience agréable : boire du jus de raisin pendant deux mois, tandis que le groupe de contrôle en était privé. Des échantillons de sang avaient été prélevés avant le début de la cure, puis de nouvelles prises de sang ont été réalisées à l'issue des deux mois. Les chercheurs ont pu constater que les personnes ayant consommé du jus de raisin présentaient beaucoup plus de cellules à activité antitumorale et de vitamine C dans le sang que celles du groupe de contrôle, ce qui traduisait une capacité immunitaire plus développée[33].

On a un peu tendance a dénigré le raisin pour sa teneur en calories et en sucre, mais ses sucres simples sont vite absorbés par l'organisme et bien assimilés grâce aux vitamines du groupe B (B1, B2 et B6) dont ce fruit est richement pourvu et qui sont très actifs dans le métabolisme des glucides. Une consommation régulière réduit l'oxydation du mauvais cholestérol et limite la formation de caillots sanguins. Les flavones, les polyphénols et les anthocyanes sont présents en plus grandes quantités dans le raisin noir et sont concentrés dans les pépins et la peau.

→ Bon à savoir

Déshydratés, donc débarrassés d'une partie de leur eau de végétation, les raisins secs sont quatre fois plus caloriques que le raisin frais, avec 60 % de glucides. Malheureusement, le séchage leur a fait perdre également une bonne partie de leurs antioxydants donc de leurs vertus. S'ils sont parfaits comme en-cas énergétique, leurs bénéfices pour le système immunitaire ne sont pas au rendez-vous. Pour autant, les raisins blonds comptent encore pas mal d'antioxydants : ils sont séchés par de l'air chaud propulsé, un procédé rapide qui réduit la durée d'exposition à la chaleur et permet de préserver un maximum de polyphénols et de nutriments.

Les bleuets et les myrtilles

Les Anglo-Saxons raffolent des bleuets, une variété de myrtille cultivée originaire d'Amérique du Nord et dont la saveur n'a pas grand-chose à voir avec celle de notre myrtille sauvage. Toutefois, comme les myrtilles et, plus généralement, toutes les petites baies, les bleuets sont très riches en antioxydants et autres phytonutriments puissants, dont les anthocyanes, qui leur donnent leur couleur bleu-noir. Il semble que cette substance permettrait aussi de renforcer les lymphocytes K, c'est-à-dire les cellules tueuses qui nous protègent contre le cancer. Une étude conduite sur des personnes pratiquant régulièrement un sport d'endurance a mis en évidence les effets protecteurs des bleuets et myrtilles sur le stress oxydatif lié à de longs efforts. Les volontaires ont été répartis en deux groupes : ceux du premier groupe devaient consommer 250 g de myrtilles par jour quand ceux du second groupe n'en mangeaient pas du tout. Une prise de sang de chacun des participants a été réalisée avant le début de l'expérience, puis à la fin. Les résultats ont mis en valeur un doublement du nombre de cellules tueuses du cancer[34]. Il semble donc possible de booster notre système immunitaire grâce au délicieux petit fruit bleu !

Le piment

Il nous intéresse ici pour sa teneur en capsaïcine, un composé chimique responsable de cette sensation de chaleur que provoque le piment en bouche... et sur la peau ! Dans des expériences conduites sur des animaux, des scientifiques ont observé une augmentation de la réponse immunitaire après injection de cette substance.

Des chercheurs américains ont voulu vérifier les effets de la capsaïcine sur le cancer du poumon à travers une série d'expériences conduites sur des souris atteintes d'un cancer avec métastases. Pour les souris qui avaient reçu une injection de capsaïcine à l'intérieur d'une tumeur, on a observé un retard de la progression de la tumeur et une diminution de la croissance des autres tumeurs n'ayant pas reçu d'injection[35]. L'inconvénient du piment, c'est qu'il peut provoquer des brûlures d'estomac et des troubles intestinaux. Les chercheurs continuent donc l'expérience avec des piments doux pour vérifier si les résultats sont aussi concluants.

→ Bon à savoir

Le principal atout des piments est leur teneur en vitamine C (anti-infectieuse), qui favorise l'absorption du fer contenu dans les végétaux et accélère la cicatrisation.

Ils apportent aussi du bêta-carotène, précurseur de la vitamine A qui stimule le renouvellement des cellules. Enfin, sa teneur élevée en capsaïcine contribuerait à faire baisser le taux de cholestérol.
Pour favoriser l'absorption du fer, ajoutez une pointe de piment dans vos salades de lentilles. À l'inverse, évitez le thé à proximité d'un tel repas, car il gêne l'assimilation de cet oligoélément par l'organisme.

Le thé vert

Des chercheurs américains ont découvert qu'un composé du thé vert pourrait traiter les douleurs chez les personnes souffrant de polyarthrite rhumatoïde, une maladie auto-immune invalidante qui s'attaque aux articulations. Alors que les médicaments employés pour traiter cette maladie et ses conséquences ont tendance à affaiblir le système immunitaire, des chercheurs ont exploré une alternative et se sont intéressés à une molécule du thé vert, le gallate d'épigallocatéchine (EGCG), dont les propriétés anti-inflammatoires sont connues de longue date. L'EGCG semble pouvoir contribuer à traiter la polyarthrite rhumatoïde grâce à sa capacité de blocage d'une protéine impliquée dans l'inflammation[36].

LA « POSOLOGIE »

Les quantités recommandées sont surtout utiles en prévention, à partir des éléments fournis par quantité d'études expérimentales, aucune donnée avérée ne permettant de préconiser leurs effets à titre curatif. Toutefois, une consommation régulière des aliments cités ici pourrait avoir un effet positif sur votre immunité.

➔ **Champignons :** 200 g trois fois par semaine.

➔ **Ail :** 1 gousse d'ail par jour, de préférence crue.

➔ **Crucifères :** 200 g trois fois par semaine (ou 50 g de pousses germées).

➔ **Huile d'olive :** 1 à 2 cuillerées à soupe par jour.

➔ **Baies ou grenades :** 50 g par jour.

➔ **Bleuets ou myrtilles :** 50 g par jour.

➔ **Jus de raisin :** 1 verre par jour (ou 100 g de raisin tous les deux jours en saison).

➔ **Piment :** 1 petit piment chaque jour (30 g).

➔ **Thé vert :** 2 grandes tasses par jour.

RECETTES

Curry de lentilles aux poivrons et piment

Ingrédients pour 4 personnes

1 oignon rouge — 800 g de poivrons rouges et jaunes — 1 c. à s. d'huile de soja — 1 c. à c. de curry en poudre — 1 petit piment — 200 g (poids cru) de lentilles blondes — 2 c. à s. de lait de coco — Sel, poivre

1. Pelez et émincez l'oignon.
2. Coupez les poivrons en deux, épépinez-les et découpez-les en petits dés.
3. Versez l'huile dans une cocotte et faites colorer oignons et poivrons. Ajoutez le curry et le piment (épépiné et haché), puis laissez cuire quelques minutes en remuant.
4. Ajoutez les lentilles et couvrez-les avec 5 fois leur volume d'eau. Laissez cuire à feu moyen jusqu'à totale absorption du liquide.
5. Salez et poivrez. Ajoutez le lait de coco, réchauffez quelques minutes et servez sans attendre. Bon appétit !

Salade fraîche aux crevettes et grenade

Ingrédients pour 1 personne

120 g de crevettes — 1 pincée de gingembre en poudre — 50 g d'ananas frais — 1 tomate — 100 g de salade sucrine — 1 échalote — 100 g de grains de maïs — 2 c. à s. de pulpe de grenade — 1 c. à s. de coriandre ciselée — 1 c. à s. de menthe fraîche — Le jus de ½ citron vert — 2 c. à s. d'huile de sésame — Sel, poivre

1. Décortiquez les crevettes en conservant l'extrémité de la queue.
2. Faites-les dorer quelques minutes avec la moitié de l'huile et le gingembre. Salez et poivrez. Réservez.
3. Rincez les légumes. Découpez la tomate et l'ananas en petits dés. Émincez la sucrine. Pelez et émincez l'échalote.
4. Sur une assiette, dressez la sucrine, les dés de tomate, le maïs et l'ananas.
5. Réalisez une vinaigrette avec le reste de l'huile de sésame, le jus de citron vert, l'échalote et la pulpe de grenade. Salez et poivrez.
6. Décorez avec les crevettes et nappez de sauce, puis terminez avec les herbes fraîches ciselées. Bon appétit !

Salade de choux de Bruxelles

Ingrédients pour 4 personnes

4 œufs — 600 g de choux de Bruxelles — 2 tomates — 30 g d'amandes effilées — 2 c. à s. de raisins secs — 2 c. à s. d'huile de colza — 1 c. à s. de vinaigre de cidre — 1 c. à s. de moutarde à l'ancienne — Sel, poivre

1. Faites cuire les œufs 9 minutes à l'eau bouillante, puis laissez-les tremper dans de l'eau froide pour les rafraîchir.
2. Rincez les choux de Bruxelles dans de l'eau vinaigrée, puis égouttez-les et émincez-les finement.
3. Rincez et détaillez les tomates en dés.
4. Dans un grand saladier, mélangez l'huile, le vinaigre et la moutarde. Salez et poivrez.
5. Ajoutez les choux de Bruxelles, les tomates et les raisins secs, puis mélangez.
6. Dans une poêle antiadhésive, faites griller à sec les amandes effilées.
7. Écalez les œufs et coupez-les en quatre.
8. Répartissez la salade de choux de Bruxelles dans 4 assiettes, ajoutez les quartiers d'œufs et décorez d'amandes effilées grillées.

Champignons farcis à l'ail

Ingrédients pour 1 personne

1 gousse d'ail — 3 à 4 gros champignons — 50 g de ricotta — 2 c. à s. de coulis de tomates — 1 petite tige de persil — 1 pincée de paprika — Poivre

1. Préchauffez le four à 210 °C (th. 7).
2. Pelez et hachez la gousse d'ail.
3. Brossez et rincez les champignons. Gardez les chapeaux entiers.
4. Émincez finement les pieds des champignons, puis mélangez-les avec l'ail, la ricotta, le coulis de tomates et le persil ciselé. Poivrez.
5. Placez cette farce dans les chapeaux des champignons, saupoudrez de paprika et enfournez dans un plat à bords hauts pour 20 à 30 minutes.
6. Servez avec une salade verte.

Carottes croquantes au jus d'orange, sauce houmous

Ingrédients pour 4 personnes

120 g de pois chiches (à faire tremper la veille) — 1 pincée de bicarbonate de sodium — 600 g de carottes — 1 c. à c. de cumin — Le jus de 2 oranges — 2 petits-suisses nature à 4 % de MG maximum — 1 c. à s. de tahini (crème de sésame) — 1 gousse d'ail — Le jus de 1 citron — 10 brins de persil — 1 c. à c. de graines de sésame grillées — 1 c. à s. d'huile d'olive — Sel et poivre

1. La veille, faites tremper les pois chiches dans un grand volume d'eau.
2. Le jour même, rincez-les, puis faites-les cuire dans une grande quantité d'eau non salée, avec une pincée de bicarbonate. Égouttez et laissez refroidir.
3. Rincez et pelez les carottes. Détaillez-les en fines rondelles que vous faites dorer dans une poêle avec l'huile d'olive et le cumin. Baissez le feu, ajoutez le jus des oranges, puis laissez cuire 20 minutes.
4. Pendant ce temps, mixez les pois chiches avec les petits-suisses, le tahini, l'ail et le jus de citron. Réservez au réfrigérateur.
5. Répartissez les carottes sur des assiettes de service, ajoutez dans chaque assiette 1 cuillerée à soupe de houmous, saupoudrez de persil ciselé et de graines de sésame. Salez et poivrez. Servez sans attendre.

Verrines aux myrtilles

Ingrédients pour 2 personnes

2 petits-suisses nature à 4 % de MG maximum — 2 c. à c. de miel — 2 pincées de cannelle — 10 g d'amandes effilées — 2 spéculoos — 300 g de myrtilles

1. Mélangez les petits-suisses, le miel et la cannelle.

2. Faites dorer les amandes à sec sous le gril du four.

3. Émiettez les biscuits.

4. Dans 2 verrines, répartissez la moitié de la crème aux petits-suisses, ajoutez la moitié des myrtilles, puis le reste de la crème et le reste de myrtilles, enfin les biscuits émiettés et les amandes grillées. Dégustez aussitôt !

4

NOURRIR VOS CELLULES SOUCHES

Dans cette armée qui veille sur notre organisme, on pourrait comparer les cellules souches aux réservistes, citoyens lambda formés aux opérations militaires et anciens militaires à la retraite et susceptibles d'être appelés à la rescousse à tout moment. En l'occurrence, pour réparer un organe abîmé.

Quand elles sont citées dans les médias, c'est le plus souvent dans le contexte de la recherche et des expérimentations autour des cellules souches embryonnaires, qui alimentent un débat éthique. Mais loin de tout ce sensationnalisme, rappelons cette vérité très simple : les cellules souches jouent un rôle naturel dans notre corps, tout au long de notre vie. Elles ont en effet la capacité de se transformer en n'importe quel type de cellule du corps. C'est pourquoi elles sont dites « non différenciées ». Ce sont ces cellules originelles capables de se multiplier qui ont permis notre croissance et celle de nos organes. À l'âge adulte, leur nombre diminue, mais leur rôle demeure fondamental.

Une cellule souche a deux propriétés : celle de s'autorenouveler constamment* et celle de générer des cellules différenciées, qui pourront alors assurer la fonction d'un tissu ou d'un organe.

Ce qui nous intéresse ici, ce sont les cellules souches adultes, qui peuvent proliférer dans l'organisme. Si elles ne sont plus en mesure de générer n'importe quel tissu, elles peuvent renouveler ceux qui relèvent de leur mode de différenciation. Par exemple, lorsque nous nous blessons, la cicatrisation de la plaie est liée au renouvellement de cellules spécifiques (ou cellules différenciées), alors que notre corps contient des centaines et des milliers de cellules différentes.

CE QUE DIT LA SCIENCE

Dès nos premiers jours de vie, notre organisme est confronté à la perte cellulaire : notre peau se renouvelle tous les quinze jours, les cellules des os tous les dix ans, celles de la prostate tous les trois mois, la paroi de notre intestin tous les quatre à cinq jours, notre sang en permanence. Pourtant, nous pouvons garder des organes en bonne santé au-delà de cinquante ans, tout simplement parce que la perte cellulaire est accompagnée en permanence d'un renouvellement des tissus par nos cellules souches adultes.

* Elle se divise en deux cellules, dont une au moins reste indifférenciée, avec les mêmes caractéristiques que la cellule mère, dont sa capacité d'autorenouvellement.

Le vieillissement est la conséquence de l'usure progressive des cellules. Plus notre système de régénération cellulaire est efficace, plus nous pourrons retarder les effets du vieillissement. Le développement des maladies se produit lorsque la perte cellulaire déborde la capacité de renouvellement des tissus par les cellules souches. Une fois encore, c'est une question d'équilibre. Quand celui-ci est compromis, la maladie s'installe : le diabète, par exemple, se développe lorsque le renouvellement des cellules du pancréas qui assurent la sécrétion de l'insuline n'est plus assuré.

Dans le cancer, la recherche sur les cellules souches a permis de faire des découvertes aux conséquences majeures sur la prise en charge. On a ainsi longtemps cru que toutes les cellules d'une tumeur étaient identiques et pouvaient donner naissance à une nouvelle tumeur, mais on sait désormais qu'une cellule souche dont l'ADN est endommagé ne parvient plus à remplacer les cellules usées, mais prolifère au contraire de façon incontrôlée en cellules souches cancéreuses (CSC), à l'origine de la première tumeur[37].

La recherche scientifique sur les cellules souches s'intéresse essentiellement à la médecine régénérative articulée à la thérapie cellulaire, qui consiste à réparer une lésion ou un organe malade en remplaçant les parties endommagées par un nouveau tissu cellulaire créé pour l'occasion. Mais chacun peut aussi, en adoptant de bons réflexes, accélérer les processus d'autorégulation et d'autoguérison de l'organisme en stimulant la formation des cellules souches. C'est tout l'objet des pages qui suivent.

Un point sur la thérapie cellulaire

Un peu partout dans le monde, les scientifiques essayent de localiser les cellules souches présentes dans l'organisme (moelle osseuse, tissus adipeux, organes, etc.) et de comprendre leur mode de différentiation, ainsi que les moyens qui permettraient de stimuler leur implantation ou leur circulation dans l'organisme.

Modifier le nombre de cellules souches qui circulent dans l'organisme signifie en effet qu'il y en aura davantage à pouvoir migrer vers les tissus lésés pour contribuer à leur réparation. Un lien a été établi entre un déficit en cellules souches et le développement du diabète, de l'arthrose ou de pathologies cardio-vasculaires.

La thérapie cellulaire repose sur ce constat: de nouvelles cellules souches peuvent adopter les caractéristiques des cellules en place dans la zone où elles s'implantent. Les scientifiques s'attachent donc à reprogrammer des cellules spécialisées en cellules souches pluripotentes (capables de générer l'ensemble des tissus de l'organisme) avant d'être réorientées pour adopter l'une des multiples caractéristiques des cellules du corps humain, pour cibler telle réparation spécifique.

La thérapie cellulaire est aujourd'hui largement utilisée dans le domaine de l'hématologie (maladies de la moelle osseuse et du sang) et du traitement des brûlures (greffe de peau). De façon plus expérimentale, elle est également explorée pour la transplantation d'hépatocytes dans les maladies hépatiques et de cellules du pancréas dans le traitement de certains diabètes. Ce sont toutefois des traitements lourds nécessitant des soins prolongés, et les résultats sont encore instables, mais les progrès de la recherche permettent d'imaginer qu'il serait possible, à terme, de réparer de multiples lésions à partir de cellules de notre organisme reprogrammées en laboratoire.

L'autorégulation en prévention

Notre corps contient environ 30 milliards de milliards de cellules, mais seule une toute petite partie d'entre elles (5 ‰) sont des cellules souches. Pourtant, malgré leur faible nombre, elles ont une grande capacité à se mobiliser, réparer ou se diviser pour prendre la place des cellules originales. Notre système sanguin est au cœur de ce processus, envoyant partout dans l'organisme des substances chimiques en vue de prévenir un traumatisme ou de faire face à une infection qui gêne le fonctionnement des cellules. À ce moment-là, un ou plusieurs réservistes de notre armée se mobilisent rapidement pour venir sur la zone touchée et remplacer les forces abîmées ou malades. Parfois, ils se limitent même à soutenir les cellules malades par de nouvelles « informations » qui les aident à se réparer toutes seules.

Chaque organe possède aussi des cellules souches en réserve qui leur permettent de se régénérer malgré le vieillissement. Ainsi, des cellules souches dans la moelle osseuse fabriquent des globules rouges, des globules blancs et des plaquettes ; le foie possède des cellules souches pour fabriquer des cellules hépatiques. Ce sont des cellules souches spécialisées (unipotentes dans le jargon de la science) car elles ne peuvent renouveler que les cellules de l'organe dont elles sont issues. Ce qui ne retire rien à leur formidable capacité d'autorégénération !

Encore faut-il leur en donner les moyens. C'est là qu'interviennent notre mode de vie et nos habitudes alimentaires. Il a ainsi été démontré que le tabagisme, le stress, l'alcool en excès et les médicaments freinent la formation des cellules souches et réduisent leur capacité à se différencier en tissus fonctionnels pour gérer des lésions au niveau osseux, pulmonaire, hépatique ou cardio-vasculaire. Inversement, le choix de certains groupes d'aliments pourra contribuer à prévenir leur fragilisation et à soutenir leur renouvellement.

LES ALLIÉS DE LA RÉGÉNÉRATION CELLULAIRE

Réparer les cellules fragilisées ou éliminer les mortes est un processus naturel, mais plus nous avançons en âge, moins notre système de « nettoyage » est efficace. La performance de ce système qui conditionne notre espérance de vie en bonne santé peut toutefois être améliorée grâce à l'exercice physique et à un sommeil réparateur, mais aussi grâce à une nutrition vitalisante. Sur ce point, s'il est illusoire d'imaginer qu'un seul aliment puisse être efficace, un groupe d'aliments pourra apporter un ensemble de substances utiles en quantité importante.

Enfin, et aussi étonnant que cela puisse paraître, le jeûne séquentiel se révèle également être un outil puissant pour stimuler la régénération cellulaire.

Faire le plein d'antioxydants

On les met à toutes les sauces, au point que leur bonne réputation semble parfois exagérée. Pourtant, les antioxydants sont des alliés de notre santé, en aidant notre organisme à prévenir de nombreuses maladies. C'est une classe de micronutriments particulièrement vaste dont nous avons encore beaucoup à découvrir.

Comme il ne m'est pas possible de les passer tous en revue (ce qui ne présenterait d'ailleurs aucun intérêt, car ce livre ne prétend pas à l'exhaustivité !), j'ai choisi de m'arrêter sur un groupe particulier, celui des **flavonoïdes**, un type de polyphénols que l'on trouve dans les fruits et les légumes, mais aussi dans le cacao, le thé noir et le vin rouge. On leur prête notamment des propriétés anticancéreuses, ainsi qu'une capacité à prévenir les troubles cardio-vasculaires. Cette famille découverte par le Hongrois Albert Szent-Györgyi* compte quelque 4 000 composés différents. Ce sont les flavonoïdes qui mettent de la couleur dans nos assiettes et dans nos fleurs. La couleur des aliments est d'ailleurs un indicateur de leur présence.

* Szent-Györgyi a reçu le prix Nobel de médecine en 1937 pour avoir isolé la vitamine C.

Leur importance a été notamment soulignée en 2017 dans un recensement analytique de plusieurs études sur le lien entre la consommation de flavonoïdes et la mortalité par maladies cardio-vasculaires. Les auteurs ont souligné qu'un apport élevé en flavonoïdes était associé à une réduction du risque de mortalité par maladies cardio-vasculaires, mais diminuait aussi l'incidence d'autres causes (maladies de Parkinson et d'Alzheimer, diabète, neuropathologies, maladies rénales, arthrose, etc.), tant chez les hommes que chez les femmes. Or, les flavonoïdes, comme le rappellent les différentes études, sont susceptibles d'augmenter le nombre de cellules souches dans l'organisme[38].

Le challenge sera donc de consommer le plus souvent possible un large éventail d'aliments riches en flavonoïdes, mais aussi, plus généralement, en divers composés de la famille des antioxydants pour augmenter le stock de cellules souches dans l'organisme et les rendre plus résistantes pour lutter contre la dégradation cellulaire et intervenir dans la destruction des cellules souches cancéreuses.

Le cacao

La relation entre la vitalité des cellules souches et les flavonoïdes a été mise en évidence dans une étude réalisée par des chercheurs de l'université de Californie, à San Francisco.

Spécialistes en cardiologie, les auteurs ont voulu vérifier si la consommation régulière, pendant un mois, de cacao enrichi en flavonoïdes améliorait le comportement des cellules à l'intérieur des vaisseaux et pouvait être associée à une augmentation du nombre des cellules souches, nécessaires pour la réparation et le maintien des tissus des veines et des artères.

L'étude a porté sur deux groupes de 16 patients atteints de coronaropathie ou d'insuffisance coronarienne. Ceux du premier groupe recevaient deux fois par jour une boisson au cacao à haute teneur en flavonoïdes, tandis que ceux du second groupe buvaient une boisson moins concentrée. À l'issue de l'expérience, les patients du second groupe avaient deux fois moins de cellules souches dans le sang que ceux du premier groupe. D'autres tests ont montré que la concentration élevée en flavonoïdes avait amélioré la circulation sanguine, la pression artérielle et la dilatation des artères. Mieux encore, les patients du premier groupe avaient ressenti une amélioration sensible de leur bien-être général[39].

Les pépins de raisin

Ils contiennent un type particulier de flavonoïdes, le resvératrol, dont on a fait une panacée universelle dans la lutte contre le vieillissement. Diverses études l'ont un peu fait descendre de son piédestal, attribuant les bénéfices des aliments qui en contiennent à d'autres molécules dont ces aliments sont également richement pourvus.

Ce n'est pourtant pas une raison de le bouder, car certaines études confirment son intérêt pour la santé, en particulier dans son action sur les cellules souches.

Une étude conduite par des chercheurs du Penn State Cancer Institute, aux États-Unis, a mis en relief l'impact des pépins de raisin, très riche en resvératrol, pour éliminer les cellules du cancer du côlon. Elle a été menée sur 52 souris présentant des tumeurs cancéreuses, qui ont été réparties en trois groupes : le groupe témoin, un groupe à qui on a fait absorber des doses importantes de pépins de raisin (donc de resvératrol) et un groupe recevant des médicaments anticancéreux. Dans le deuxième groupe, l'incidence des tumeurs a été réduite de 50 % par rapport au groupe de contrôle et a été identique à celle du troisième groupe, mais sans les effets secondaires liés aux médicaments[40]. Cette étude a ainsi pu souligner qu'une substance contenue dans un aliment pouvait se révéler aussi efficace qu'un médicament dont on ne contrôle pas l'ensemble des effets sur le corps.

Une autre étude a montré également les effets potentiels du resvératrol sur l'évolution des cellules cancéreuses dans le cerveau. Le glioblastome est un cancer du cerveau très agressif, avec un pronostic de survie de moins de deux ans. Il se propage par des cellules souches cancéreuses dont on n'arrive plus à freiner la progression. Des chercheurs italiens ont voulu tester sur des souris l'efficacité du resvératrol sur la prolifération cellulaire, la formation des tumeurs et l'invasion des métastases en utilisant des cellules de glioblastome contenant des cellules souches. Ils ont associé à une prise massive de resvératrol une réduction de la multiplication des cellules cancéreuses, voire la destruction de certaines d'entre elles, ainsi qu'une limitation de leur dispersion. Comme l'équipe américaine, les chercheurs italiens ont souligné également que la nature non-toxique de ce composé pouvait en faire un très bon candidat dans les thérapies contre le glioblastome[41].

Le resvératrol pourrait aussi s'opposer également à l'action de l'acide linoléique, un acide gras essentiel de la famille des oméga-6 qui, en excès, favorise la croissance des cellules cancéreuses, en particulier dans le cancer du côlon. Dans une autre étude, le resvératrol obtenu par la seule alimentation aurait permis d'inhiber la croissance de cellules cancéreuses du sein en bloquant l'effet de croissance lié à l'acide linoléique.

Et le vin rouge ?

Le raisin noir est plus riche en resvératrol que le raisin blanc. Il en va de même pour le vin : les rouges en sont mieux pourvus, et plus encore les vins tanniques à la robe sombre. Mais leur efficacité sur la santé reste limitée, car la concentration est moindre que dans le fruit : entre 1,9 et 486 mg/kilo pour le raisin quand la teneur dans le vin est comprise entre 0,13 et 11 mg/litre, en fonction de la durée de macération. Par ailleurs, il faut rappeler que, comparé aux vins blanc et rosé, le vin rouge contient deux fois moins d'acétaldéhyde, une substance cancérigène à dose élevée, et qu'il est beaucoup plus riche en polyphénols.

Cela ne doit pas nous faire oublier que l'alcool reste une substance connue pour induire le cancer chez l'être humain, un risque majoré quand sa prise est associée au tabac. Les recommandations officielles limitent la consommation de vin à un verre par jour pour les femmes et deux verres pour les hommes, de quoi se faire du bien et se faire plaisir sans tomber dans l'excès. Pour régénérer vos cellules souches, misez plutôt sur le raisin ! Le vrai, celui dont les grains contiennent des pépins, et non pas les variétés obtenues par mutation génétique.

Les baies

Des canneberges aux airelles en passant par les groseilles à maquereau, les cassis, les framboises ou les fraises, la gamme est très étendue. Tous ces fruits sont très riches en vitamine C, mais aussi en antioxydants et contiennent en particulier des doses élevées d'anthocyanes et d'acide ellagique.

En Corée du Sud, des universitaires ont étudié l'effet de ces composés sur des patients présentant un syndrome métabolique : hypertension, cholestérol et diabète ou prédiabète. Après avoir reçu une alimentation riche en antioxydants, notamment grâce à des fruits rouges, les chercheurs ont observé une augmentation de 30 % des cellules souches circulantes par rapport au groupe de contrôle. Ils ont associé cette augmentation à l'acide ellagique et, plus généralement, aux polyphénols des baies[42]. D'autres chercheurs ont mis en relief l'intérêt des polyphénols pour prévenir les troubles neurologiques, voire améliorer les symptômes de la dépression, de l'épilepsie, de la maladie de Parkinson ou après un accident cérébral.

→ À savoir

Fraises, framboises, mûres, myrtilles, groseilles ou cassis, les petites baies marquent l'arrivée des beaux jours. Elles sont généralement peu caloriques : la framboise ne dépasse pas 4 % de glucides et la myrtille culmine à 9 %, ce qui reste bien inférieur à la moyenne des fruits.
En plus de leurs effets sur nos cellules, elles sont riches en vitamine C, qui culmine à 67 mg/100 g dans la fraise, mais aussi dans les groseilles. L'action de la vitamine C est potentialisée par une concentration remarquable de vitamine P, un flavonoïde bénéfique pour la santé des petits vaisseaux sanguins et qui favorise la fluidité du sang, à condition de manger ces fruits crus, car la cuisson engendre des pertes importantes de vitamine C et d'antioxydants.
Les akènes, petits grains secs présents à la surface des fraises, sont souvent à l'origine de réactions allergiques ou d'irritation de l'intestin. Dans ce cas, consommez les fraises en jus filtré.

→ Zoom sur les canneberges

Elles sont modérément caloriques sous la forme de fruits frais, mais leur jus fait monter l'addition : 70 kcal pour un verre de 150 ml, et on peut atteindre 300 kcal pour 100 g quand on les déguste séchées.
La canneberge permettrait de lutter contre les cystites à répétition en déposant un film protecteur sur les parois du système urinaire (sans oublier de boire beaucoup d'eau). D'autres recherches sont en cours pour démontrer son utilité dans les infections intestinales par *Helicobacter pylori*, une mauvaise bactérie responsable de gastrites chroniques et d'ulcères gastriques et duodénaux, et dans la prévention des mycoses vaginales. Ce fruit a aussi été associé à des effets protecteurs sur les neurones, et l'acide ursolique qu'elle contient pourrait inhiber la prolifération de certains types de cellules cancéreuses.

Les oméga-3 des poissons gras

J'ai déjà parlé dans les précédents chapitres (voir pages 30 et 93) des bienfaits des oméga-3. Ici, je me concentrerai sur leurs bénéfices au niveau cellulaire, notamment sur leur capacité à ralentir le développement des cellules cancéreuses.

De nombreuses études ont montré que les oméga-3 pouvaient ralentir le développement du cancer. Ils ont par ailleurs des propriétés anti-inflammatoires et améliorent de manière générale l'immunité, ce qui permet à certains malades atteints de cancer de rester actifs malgré des traitements souvent lourds. Chez les personnes ayant subi une greffe de cellules souches (notamment dans les leucémies ou les lymphomes non hodgkiniens), un apport accru en oméga-3 réduirait les complications liées à cette thérapie, et abaisserait aussi le risque de mortalité.

Des travaux réalisés par l'université de Montréal ont également associé la consommation d'huile de poisson à une réduction de l'incidence des maladies cardio-vasculaires. Un groupe de souris a reçu un régime contenant 20 % d'huile de poisson (riche en oméga-3) tandis qu'un autre groupe se voyait administrer une alimentation contenant de l'huile de maïs (riche en oméga-6). Quatre semaines plus tard, une réduction du débit artériel a été provoquée chez les deux groupes de souris par ablation de l'artère fémorale. Chez les souris du premier groupe, la récupération du flux sanguin a été considérablement améliorée par rapport à celles du second groupe. Ont aussi été observées une réduction du handicap, une meilleure cicatrisation et une amélioration du réseau vasculaire. Ces résultats ont été associés à une meilleure action des cellules souches en lien avec la supplémentation en oméga-3. Les régimes alimentaires enrichis en oméga-3 d'origine marine pourraient ainsi améliorer la santé du système sanguin grâce à une meilleure réponse des cellules souches[43].

Par ailleurs, plusieurs études ont montré que fibres et acide gras oméga-3 pouvaient agir en synergie pour réduire le risque de cancer du côlon. Dans cette situation, les cellules souches de l'intestin ne jouent plus leur rôle dans la régénération cellulaire mais se transforment au contraire en cellules cancéreuses. Toutefois, la combinaison des oméga-3 avec des quantités élevées de fibres alimentaires provoque la mort programmée de ces cellules dégradées[44]. D'où l'importance des fibres dans l'alimentation pour prévenir les risques de dégénérescence cellulaire et conserver des cellules souches de bonne qualité.

➔ À savoir

Les poissons gras sont très riches en protéines : 19 % en moyenne et jusqu'à 24 % pour le thon. La variabilité de ce taux dépend de l'espèce et du cycle de reproduction, mais il y a aussi plus de protéines dans les poissons sauvages, qui peuvent se déplacer et donc développer leur masse musculaire.
Les protéines des poissons sont d'excellente qualité, riches en lysine (qui favorise la croissance) et en histidine (acide aminé essentiel). Le thon contient 6 fois plus de myoglobine que les autres poissons gras, donc plus de fer (1,8 mg/100 g).
Par ailleurs, les poissons gras contiennent au moins 10 % de lipides, également d'une haute qualité, avec 70 % d'acides gras insaturés, dont les EPA et DHA, des oméga-3 qui contribuent à prévenir le développement des plaques d'athérome. Ils offrent aussi des doses intéressantes de vitamines liposolubles (A, D, E et K).
Les poissons gras ont tendance ç –à retenir les métaux lourds et les polluants, surtout pour les plus gros comme le thon. Mais en enlevant la peau et la graisse sous-cutanée, on peut en éliminer une partie.

Des fibres

Nous venons de souligner l'intérêt d'associer oméga-3 et fibres, mais je vous rappelle à quel point il est important de consommer des aliments riches en fibres (voir aussi pages 36 et 51), entre autres des céréales complètes, qui ont conservé leurs nutriments.

Le riz complet est ainsi une excellente source de fibres, mais il contient aussi de l'acide férulique, aux propriétés antioxydantes majeures. Des études sur des animaux ont montré qu'il pourrait avoir une activité anti-tumorale directe dans le cas des cancers du sein et du foie. L'expérience a ensuite été conduite sur 50 sujets adultes volontaires qui ont reçu pendant quinze jours un extrait d'acide férulique provenant du riz complet. Une prise de sang avait été réalisée avant le début de l'expérience et une seconde a eu lieu au terme des quinze jours. Les cellules souches du sang ont été isolées avant d'être exposées à du peroxyde d'hydrogène, qui peut provoquer une destruction cellulaire. Or, les cellules souches prélevées sur les volontaires ayant reçu un extrait d'acide férulique ont bien résisté à ce stress et ont continué de se développer[45].

Le curcuma

Ses vertus sont reconnues de longue date, mais deux réserves s'imposent : cette épice se dissout difficilement dans l'eau, d'où l'intérêt de la consommer avec un peu de graisses ; par ailleurs, quand elle est prise en excès (notamment sous forme de compléments alimentaires hautement dosés), elle peut provoquer des brûlures d'estomac et elle est déconseillée pour les personnes souffrant de calculs biliaires ou d'une maladie du foie. Plus important encore, des quantités trop importantes peuvent bloquer la régénération des cellules osseuses, notamment en cas de maladies cancéreuses touchant les os. Au-delà de ces réserves, le curcuma est un puissant anti-inflammatoire, antioxydant et anticancéreux.

Des chercheurs brésiliens ont ainsi montré son efficacité sur des lésions rénales qui avaient été provoquées par des médicaments chez des souris. Deux groupes dont les reins étaient abîmés ont reçu soit une alimentation standard, soit des aliments mélangés avec du curcuma ; il y avait également deux groupes de contrôle, des souris saines qui recevaient elles aussi ceux deux types d'alimentation. Au bout de huit semaines, les chercheurs ont observé l'impact des deux régimes sur les quatre groupes et ont pu associer une prise de curcuma avec une diminution significative de l'inflammation et une réparation nettement plus rapide des cellules détruites du rein[46].

L'intérêt de cette épice sur la régénération cellulaire a aussi été mis en valeur dans le domaine de la cosmétique. Il s'agissait cette fois-ci d'étudier une substance à base de curcuma sur 40 personnes atteintes de psoriasis léger à modéré. Le premier groupe a reçu de faibles doses de curcuma, appliquées en gel deux fois par jour pendant neuf semaines tandis que le groupe de contrôle se voyait administrer un placebo appliqué de la même manière.

Une réduction significative des rougeurs et de la desquamation, ainsi qu'un durcissement moindre des lésions ont pu être observés chez les personnes qui avaient reçu le mélange au curcuma[47].

Une étude plus récente et riche de promesses a associé de la curcumine, le composé actif du curcuma, à deux antioxydants, notamment du resvératrol (voir page 155). Cette association a été testée sur des souris atteintes d'un cancer du cerveau et les scientifiques ont observé une disparition des cellules cancéreuses et une réduction de la tumeur[48].

La mangue

La mangue contient de la mangiférine, un composé qui pourrait agir contre le diabète de type 2 en améliorant la sensibilité à l'insuline et qui pourrait aussi limiter les complications liées à cette maladie, comme l'a souligné une étude récente[49]. Une autre étude a également mis en avant les propriétés antitumorales de la mangue et sa capacité à faciliter la régénération cellulaire en améliorant l'impact des cellules souches. Les chercheurs ont associé l'ingestion d'extrait de peau de mangue à une moindre prolifération de cellules cancéreuses dans le côlon, liée à une perte de vitalité qui inhibait leur action. Les chercheurs associent également cette réaction à un taux élevé d'antioxydants présent dans ces extraits. Reste à savoir si la consommation de peau de mangue pourrait avoir un effet préventif[50].

→ Zoom sur les fruits à noyau

Abricots et pêches apportent en moyenne 9 % de glucides, contre 14 % pour les prunes et les mangues. Les fruits à noyau sont une source remarquable de carotène, qui se transforme dans l'organisme en vitamine A. Les pêches jaunes en sont mieux pourvues que les pêches blanches, mais les champions sont les abricots, avec plus de 1 000 µg/100 g, et les mangues, avec 1 200 µg/100 g. La vitamine E, antioxydante, dont l'action est potentialisée par la vitamine A, est également bien représentée, avec 1,8 mg/100 g dans les mangues et 0,7 mg/100 g dans les prunes.
Ces fruits sont également riches en potassium, tout comme l'abricot, également intéressant pour sa teneur en fer (2,5 % des AJR), en cuivre (près de 5 % des AJR) et en magnésium (3 % des AJR). Les prunes fournissent pour leur part des vitamines du groupe B, nécessaires à une bonne assimilation des glucides.
Enfin, avec 2 g de fibres soluble aux 100 g, pêches, nectarines, brugnons et abricots sont particulièrement bien tolérés, surtout si l'on prend soin d'éliminer la peau et de les consommer bien mûrs. À l'inverse, l'apport en fibres des mangues reste moyen, mais il augmente à mesure qu'elles mûrissent (au risque de devenir fibreuses !).
Dans le groupe des fruits à noyaux, les prunes sont les plus riches en fibres, d'où leur effet laxatif. Parmi ces fibres, la pectine domine, rendant les prunes idéales pour faire des confitures. N'hésitez pas à modérer la quantité de sucre et ajoutez un filet de jus de citron pour que votre confiture prenne mieux.

Le thé noir

Si le thé vert est réputé entre autres pour ses vertus anticancéreuses (voir page 102), le thé noir semble offrir un intérêt marqué pour la régénération cellulaire. Une équipe italienne a ainsi voulu observer son impact sur la réparation et la préservation des cellules dans les parois des vaisseaux sanguins. Dans ce contexte, 19 volontaires dont les vaisseaux sanguins étaient endommagés ont bu du thé noir deux fois par jour pendant huit jours, tandis que le groupe de contrôle prenait un placebo. Les chercheurs ont ainsi pu observer une nette augmentation des cellules souches dans le premier groupe[51].

Cette étude indique qu'il serait possible d'améliorer la qualité des vaisseaux sanguins en consommant régulièrement du thé noir, donc de réduire les risques de maladies cardio-vasculaires. On sait en effet depuis longtemps qu'une amélioration des parois des vaisseaux sanguins permet de ralentir la formation de plaques d'athérome et améliore le pronostic des pathologies cardio-vasculaires. D'autres études ont aussi mis en valeur une corrélation inverse entre les régimes riches en flavonoïdes (que contient le thé noir) et les maladies cardio-vasculaires.

Le poivre

Excellent antioxydant, le poivre peut être consommé de façon régulière sans grande difficulté. Il est riche en caroténoïdes comme le bêta-carotène, la lutéine et la zéaxanthine, qui participent à la synthèse de la vitamine A, une vitamine jouant un rôle important dans la vision.

Il pourrait aussi avoir une action contre la dégénérescence maculaire liée à l'âge (DMLA). C'est du moins ce qu'affirment des chercheurs israéliens, qui ont comparé l'effet de quatre traitements sur des souris : celles-ci ont été réparties en quatre groupes et chaque groupe a reçu un antioxydant différent pendant sept jours, puis toutes les souris ont été exposées à des lumières vives pendant trois heures, avant de recevoir de nouveau le même antioxydant pendant sept jours. Les chercheurs ont observé une amélioration des lésions chez les souris ayant reçu des composés issus du poivre, qui pourrait donc améliorer la circulation sanguine au niveau de l'œil[52].

Les effets du jeûne

Après avoir évoqué amplement les bienfaits de nombreux aliments pour les cellules souches, le moment est venu d'aborder le jeûne, dont les effets sont reconnus pour le maintien en bonne santé. Beaucoup de travaux ont aussi montré sa capacité à potentialiser les traitements anticancéreux. Des chercheurs ont ainsi observé chez des animaux que la chimiothérapie était plus efficace si on les faisait jeûner pendant 48 heures avant de leur administrer le traitement. D'autres scientifiques ont observé un résultat similaire chez des souris qui avaient été victimes d'un accident vasculaire cérébral. Par rapport au groupe de contrôle qui n'a pas jeûné, les souris qui ont jeûné pendant 48 heures après l'AVC ont présenté une meilleure régénération cellulaire. Du sang prélevé sur ces souris a ensuite été injecté aux souris du groupe de contrôle: là encore, une progression de la régénération cellulaire a été constatée. Le jeûne pourrait donc accélérer la récupération des tissus dans le cadre d'un traumatisme cérébral.

Peut-on appliquer cette pratique à l'homme? Ce n'est pas impossible. Notons toutefois que le jeûne doit se pratiquer avec prudence, en évitant de dépasser 48 heures. Certes, on trouve de nombreux adeptes d'une privation alimentaire plus longue, mais pour ma part, comme médecin, je recommande de s'en tenir à cette durée. Ce conseil est encore plus important dans le cadre d'un jeûne thérapeutique, car il implique un organisme rendu vulnérable par la maladie, et il convient donc d'éviter de trop l'affaiblir.

Ce qui est sûr, en revanche, c'est que la restriction calorique est bénéfique d'une manière générale. Le régime crétois (ou méditerranéen) ne se limite pas à user et abuser des fruits et légumes: c'est aussi un régime peu calorique (entre 1 600 et 1 800 kcal par jour) comparé à l'alimentation occidentale (entre 2 000 et 2 400 kcal).

Quel mécanisme est en jeu ici? Il semble que la réduction calorique, voire le jeûne limité dans le temps, réduit l'inflammation des tissus, ce qui provoquerait la régénération des cellules, une meilleure mobilisation des cellules souches et une moindre altération de toutes les cellules.

En définitive, manger un peu moins et faire régulièrement un jeûne de 48 heures pourrait avoir un effet bénéfique sur la santé.

LA « POSOLOGIE »

Les quantités recommandées sont surtout utiles en prévention, à partir des éléments fournis par quantité d'études expérimentales, aucune donnée avérée ne permettant de préconiser leurs effets à titre curatif.

➔ **Chocolat noir :** 20 g par jour.

➔ **Baies et fruits rouges :** 50 à 100 g par jour.

➔ **Poissons gras :** 100 g par jour.

➔ **Vin rouge :** 1 verre par jour.

➔ **Fibres :** 25 à 30 g par jour (en vous basant sur le tableau page 53).

➔ **Curcuma :** 3 à 5 g par jour, à mélanger aux autres aliments. Encore plus efficace avec le poivre.

➔ **Mangue et fruits à noyau :** 1 fruit tous les deux jours.

➔ **Thé noir :** 2 tasses par jour que vous laissez infuser 4 minutes.

➜ **Poivre :** 3 à 5 fois par jour, à prendre en association avec du curcuma.

➜ **Jeûne de 48 heures :** 2 fois par mois.

RECETTES

Papillote de cabillaud sucré-salé

Pour 2 personnes

500 g de blancs de poireaux — 1 mangue — 2 c. à s. de lait de coco — 1 c. à c. de curcuma — 300 g de pavé de saumon — Sel, poivre

1. Préchauffez le four à 200 °C (th. 6/7).
2. Rincez et émincez les poireaux, puis faites-les cuire à la vapeur.
3. Découpez la mangue en petits dés.
4. Dans une feuille de papier cuisson doublée, dressez la fondue de poireau, mélangée avec le lait de coco et le curcuma. Salez et poivrez.
5. Déposez le pavé de saumon sur les poireaux, fermez hermétiquement les papillotes, puis enfournez pour 25 minutes. Servez avec les dés de mangue !

Aiguillettes de canard aux pêches

Ingrédients pour 2 personnes

2 pêches — 250 g d'aiguillettes de canard — 1 oignon rouge — 1 branche de thym — 1 pincée de cumin — 2 c. à s. de vinaigre balsamique blanc — 2 c. à s. d'huile d'olive — Sel, poivre en grains

1. Pelez les pêches et découpez-les en dés.
2. Faites dorer les aiguillettes de canard dans la moitié de l'huile d'olive. Réservez.
3. Pelez l'oignon et émincez-le. Faites-le dorer à la poêle dans le reste de l'huile d'olive, puis ajoutez les pêches, le thym, le cumin et le vinaigre.
4. Baissez le feu et laissez réduire quelques minutes. Ajoutez les aiguillettes de canard pour les réchauffer. Rectifiez l'assaisonnement et servez aussitôt.

Toasts aux rillettes de sardines

Ingrédients pour 2 personnes

½ poivron — 1 échalote — 1 branche de persil frais — 150 g de chair de sardine — 2 petits-suisses nature à 4 % de MG maximum — Le jus de ½ citron — 1 pincée de paprika — 80 g de pain aux céréales — 1 gousse d'ail — Sel, poivre

1. Rincez le poivron, éliminez les pépins, puis détaillez la chair en petits dés.
2. Pelez et émincez l'échalote. Rincez et ciselez le persil.
3. Émiettez la chair de sardine et mélangez-la avec les petits-suisses, le jus de citron, les dés de poivron, le paprika, le persil et l'échalote. Salez et poivrez, puis réservez au frais.
4. Faites griller le pain coupé en fines tranches. Frottez les tranches grillées avec la gousse d'ail et dégustez avec les rillettes de sardines.

Porridge aux deux raisins

Ingrédients pour 1 personne

1 c. à c. de miel— 1 c. à c. de purée de noisettes — 15 cl de boisson végétale à l'avoine — 2 cm de gousse de vanille — 20 g de flocons d'avoine — 1 c. à c. de graines de chia — 10 g de raisins secs — 1 c. à s. de pulpe de grenade — 50 g de grains de raisin frais

1. Délayez le miel et la purée de noisettes dans la boisson végétale en faisant chauffer le mélange à feu doux. Ajoutez la gousse de vanille fendue en deux et grattée.
2. Versez en pluie les flocons d'avoine, les graines de chia et les raisins secs. Laissez cuire en remuant jusqu'à ce que la préparation se décolle des bords.
3. Servez tiède ou froid, décoré de pulpe de grenade et de grains de raisins coupés en deux.

Pomme cuite aux baies et au thé

Pour 2 personnes

1 reinette grise du Canada — 2 c. à s. de mélange de fruits rouges — 1 c. à c. de baies de goji — 10 g d'amandes — 20 cl de thé vert au jasmin — 2 pincées de cannelle

1. Rincez la pomme sans la peler, coupez-la en deux dans la hauteur et éliminez le trognon, puis retirez une grande partie de la chair, sans casser le fruit.

2. Mélangez les fruits rouges, les baies de goji et la chair de la pomme après l'avoir finement hachée.

3. Concassez les amandes et faites-les dorer à sec dans une poêle.

4. Préchauffez le four à 180 °C. Dressez les demi-pommes dans un plat allant au four et garnissez-les avec le mélange aux fruits rouges. Arrosez de thé au jasmin et enfournez pour 30 minutes.

5. À la sortie du four, décorez d'amandes concassées et saupoudrez de cannelle. Bonne dégustation !

Poire pochée au vin rouge et aux épices

Pour 1 personne

1 poire — 7,5 cl de vin rouge — 5 cl d'eau — 1 c. à c. de miel — 1 c. à c. d'épices à pain d'épices (cannelle, gingembre, muscade, clou de girofle, badiane)

1. Rincez et pelez la poire en la laissant entière. Portez à ébullition le vin, l'eau et les épices, puis plongez la poire dans ce mélange. Baissez le feu jusqu'à obtenir un léger frémissement.

2. Laissez pocher la poire 10 minutes, puis égouttez-la en conservant le liquide de pochage dans la casserole.

3. Ajoutez le miel dans le liquide de pochage, puis laissez réduire jusqu'à obtenir une consistance sirupeuse. Arrosez la poire de ce sirop et dégustez sans attendre.

5

PROTÉGER VOTRE CODE GÉNÉTIQUE

Chaque être humain a une date de péremption. Non, je ne plaisante pas. Nous sommes quasiment programmés pour être ce que nous sommes sur le plan morphologique – et peut-être en partie sur le plan intellectuel, même si notre éducation et nos apprentissages vont forcément faire évoluer nos capacités cognitives –, mais aussi sur la temporalité de notre vieillissement, voire le moment approximatif de notre fin de vie.

Cette programmation est organisée par notre code génétique, c'est-à-dire par nos chromosomes, éléments microscopiques qui contiennent des molécules d'ADN (cela doit vous rappeler quelque chose) et des protéines. Chaque fois qu'une cellule se divise, phénomène qui permet à l'organisme de se régénérer en permanence, l'information génétique qu'elle porte dans son noyau est aussitôt transmise aux nouvelles cellules qui en résultent. À l'extrémité de nos chromosomes se trouvent les télomères, des petits morceaux d'ADN qui forment des capuchons. Or, à mesure que nos cellules se divisent, la longueur des télomères diminue. Comme l'organisme est une mécanique bien pensée, il comporte une enzyme, la télomérase, qui a pour rôle de réparer nos télomères.

Lorsque la télomérase devient inactive, nos télomères raccourcissent et ne peuvent ainsi plus protéger notre code génétique : la survie de nos cellules est menacée tout comme, à plus grande échelle, celle des tissus que ces cellules constituent, voire l'organisme tout entier. C'est le vieillissement inéluctable. Et si la télomérase reste active malgré un raccourcissement des télomères, elle peut permettre aux cellules de se multiplier à l'infini, au risque de produire un cancer.

Heureusement, il est possible de préserver les télomères, en agissant sur le mode de vie et sur l'alimentation. On sait par exemple que le stress et la pollution sont des facteurs d'altération de nos télomères, ou encore que l'activité physique peut contribuer à les protéger. Quant au contenu de nos assiettes, des chercheurs ont, une fois encore, montré le bienfait de privilégier certains groupes d'aliments. Avant de nous pencher sur ce dernier point, je vais examiner avec vous quelques travaux scientifiques qui plaident en faveur de cette hypothèse.

CE QUE DIT LA SCIENCE

En 2013, une étude a montré tout l'intérêt d'une saine hygiène de vie sur la préservation des télomères. Les chercheurs ont choisi deux groupes d'individus qui avaient un cancer de la prostate à faible risque et qui ont accepté une surveillance active plutôt qu'un traitement. Le premier groupe s'est vu proposer un changement radical du mode de vie (alimentation, activité physique, gestion du stress, soutien psychologique), alors que le second groupe a bénéficié uniquement d'une surveillance de l'évolution de leur maladie. L'observation s'est étendue sur quatre ans, entre 2003 et 2007. Dans le premier groupe, la longueur des télomères a augmenté quand elle a diminué dans l'autre groupe[53]. Une observation qui venait donc confirmer l'importance du mode de vie sur la santé, du fait de son action sur les processus cellulaires et sur notre patrimoine génétique.

Pour compléter le tableau et mieux comprendre le phénomène du vieillissement, une équipe internationale a examiné les télomères de chauves-souris sauvages appartenant à quatre espèces différentes pour essayer de déterminer le rôle qu'ils pouvaient jouer dans la longévité de ces animaux (les chauves-souris sont les mammifères qui vivent le plus longtemps au regard de leur taille). Les chauves-souris ont été capturées sur différents sites dans toute l'Europe. Des échantillons de trois millimètres ont été prélevés sur leurs ailes, puis congelés dans de l'azote liquide ou déshydratés. Chez deux espèces, les scientifiques ont pu observer un raccourcissement des télomères avec l'âge, mais ce constat n'a pas été fait chez les deux autres espèces, qui sont celles qui présentent la plus grande longévité. Pour comprendre comment ces espèces maintiennent la longueur de leurs télomères, les chercheurs ont examiné l'expression de la télomérase : aucun signe de cette expression n'a été détecté. L'équipe s'est donc tournée vers le génome de ces espèces, pour le comparer à celui de 52 autres mammifères. Cet examen a permis d'identifier 21 gènes qui sont susceptibles d'empêcher le raccourcissement des télomères chez nos deux espèces de chauve-souris, dont deux qui sont impliqués dans la réparation et la prévention des lésions de l'ADN[54]. Une découverte très importante, car elle a montré que la longueur des télomères pouvait être maintenue sans l'implication de la télomérase. Or l'expression de la télomérase est présente dans près de 90 % des cancers chez l'être humain.

L'importance de l'épigénétique

L'expérience sur les chauves-souris montre toute l'importance du génome dans le processus de vieillissement. Ce vieillissement est bel et bien programmé dans notre code génétique. Mais nous savons aussi que notre mode de vie et la nature de notre alimentation peuvent ralentir ou accélérer le processus.

Dans cette évolution, cellules souches et ADN sont très liés. Si une partie de notre peau ou d'un organe est abîmée, les cellules présentes sur la zone lésée se divisent pour remplacer celles qui sont défaillantes. Mais les choses fonctionnent moins bien au fil du temps : au cours de la division des cellules, celle qui va remplacer la cellule abîmée copie cette dernière pour récupérer ses données, indispensables au bon fonctionnement de la nouvelle cellule. Or, plus les télomères sont abîmés, moins le chromosome sera parfait. La nouvelle cellule ne pourra alors pas remplir toutes les fonctions de celle qu'elle remplace.

Et sans même parler de la dégradation de nos télomères, notre environnement peut lui aussi altérer notre ADN. Les radiations du soleil qui pénètrent notre peau peuvent produire des lésions de l'ADN. La fumée de cigarette lui est également nuisible*, tout comme les solvants chimiques, les plastiques, le benzène émis par les voitures, etc. Des chercheurs américains ont aussi montré que les pilotes de ligne et le personnel navigant des avions auraient deux fois plus de risque de développer un mélanome (cancer de la peau) que le reste de la population : en 1 heure de vol à 9 000 mètres d'altitude, ils reçoivent à peu près la même quantité d'ultraviolets qu'en une séance de 20 minutes dans un salon de bronzage[55].

Heureusement, notre corps est équipé pour réparer, du moins pendant une certaine durée, les lésions provoquées sur nos chromosomes. C'est donc seulement quand les dommages sur l'ADN sont trop importants que nos cellules se mettent à fonctionner de manière anarchique, au risque de développer des cancers et autres pathologies graves dans tout l'organisme. La menace est partout : les cellules du cœur ont pour fonction d'établir une activité électrique, celles de notre œil produisent des protéines pour reconnaître la lumière, celles du pancréas produisent de l'insuline, etc.

Cependant, le tableau n'est pas aussi noir qu'il y paraît. Une nouvelle science, l'épigénétique, s'intéresse à un autre niveau d'informations pour comprendre comment nos

* Plus de 70 substances présentes dans les cigarettes ont montré leur potentiel cancérigène.

gènes vont être utilisés par une cellule... ou pas ! Car, sans que cela implique une modification de notre ADN, l'activité de nos gènes n'est ni constante ni irréversible, et ces changements se transmettent lors de la division cellulaire. En résumé, ils peuvent être actifs (on dit aussi « allumés ») ou inactifs (« éteints »).

Les modifications épigénétiques sont provoquées par l'environnement : la cellule reçoit en permanence des signaux qui l'informent sur son environnement, pour qu'elle puisse soit se spécialiser, soit adapter son activité à la situation. Ces signaux, qui comprennent ceux liés à nos comportements (alimentation, tabagisme, stress, etc.), peuvent conduire à des modifications dans l'activité de nos gènes, sans affecter leur séquence. Ce phénomène peut être transitoire, mais certaines modifications perdurent, même quand le signal qui les a provoquées a disparu. C'est pourquoi certaines marques épigénétiques peuvent passer à la descendance.

Des travaux ont ainsi montré le lien entre alimentation et épigénétique en étudiant sur les individus les conséquences de la famine hollandaise de 1944, pendant la seconde guerre mondiale. Les enfants de femmes enceintes exposées à cette famine ont été atteints de pathologies diverses comme le diabète, l'obésité, des maladies cardio-vasculaires, etc. Par ailleurs, ils étaient plus petits que la normale. Et ils ont ensuite donné naissance à des enfants eux aussi plus petits que la moyenne[56]. Leur patrimoine génétique avait gardé la trace de cet événement. De quoi accréditer la thèse selon laquelle la santé d'un individu est en partie programmée par son environnement (y compris *in utero*).

Il est désormais admis que des anomalies épigénétiques contribuent au développement de maladies comme les cancers. Les processus épigénétiques interviennent en effet dans la régulation de la division cellulaire, de la différenciation (spécialisation) des cellules, de leur survie, de leur mobilité, etc. Une détérioration de ces mécanismes favorise la transformation des cellules saines en cellules cancéreuses.

Par ailleurs, le rôle de l'épigénétique est aussi associé au développement de pathologies complexes comme les maladies neurodégénératives (Alzheimer, Parkinson, sclérose en plaques, etc.) ou métaboliques (obésité, diabète de type 2, etc.).

Et si notre mode de vie comptait tout autant que notre ADN ? La question n'est pas résolue, mais elle a le mérite d'être posée. Et de nous inciter à agir dès maintenant sur notre environnement à titre préventif ! Nous pouvons agir sur plusieurs systèmes, comme l'ont montré les différents chapitres de ce livre, et l'alimentation est une alliée intéressante dans cette démarche.

Une nouvelle science s'est d'ailleurs développée sur ce principe : la nutrigénomique, champ de recherche en plein essor, qui essaye d'associer les sciences de la nutrition et les apports de la génétique pour prévenir par l'alimentation les maladies auxquelles nous sommes prédisposés. En quelque sorte, la version high-tech des approches préventives de la santé que les médecines traditionnelles ont développées depuis des millénaires.

LES ALLIÉS DE VOTRE CODE GÉNÉTIQUE

Quels sont les aliments (ou le modèle alimentaire) qui peuvent nous permettre de protéger notre code génétique, voire de l'améliorer ? Cette section va s'attacher à répondre à cette question. Précisons toutefois dès maintenant que les antioxydants vont être des alliés de poids pour nous aider à lutter contre la pollution, les produits toxiques, les rayons du soleil et le stress qui sont une réelle menace pour nos chromosomes.

Les antioxydants, je le rappelle, sont des molécules qui ont la capacité d'empêcher les réactions avec l'oxygène, permettant ainsi d'éviter l'apparition des radicaux libres, responsables des dommages sur l'ADN et facteurs favorisant de maladies. En quelque sorte, ils empêchent l'usure.

Les carottes

Si j'ai choisi de les citer en premier, c'est parce qu'elles ont fait l'objet de nombreuses études passionnantes et, surtout, parce qu'elles sont très riches en caroténoïdes, des pigments aux nombreuses vertus.

Une expérience a cherché à vérifier si un brin de l'ADN d'un chromosome abîmé pouvait se réparer plus rapidement avec une alimentation choisie. Les participants à cette étude ont été répartis en cinq groupes. En plus de leur alimentation habituelle, le premier groupe recevait tous les jours pendant trois semaines une capsule de carotène, le deuxième une portion de carottes hachées cuites, le troisième un placebo, le quatrième une portion de mandarine et le cinquième une supplémentation en vitamine C. Les volontaires ayant consommé les capsules de carotènes et les carottes ont présenté une réparation plus rapide de l'ADN du chromosome abîmé que les autres[57]. Les caroténoïdes pourraient donc améliorer la réparation de l'ADN, donc protéger notre organisme.

Dans la catégorie des aliments qui contiennent des caroténoïdes, on peut citer tous les fruits et légumes de couleur jaune ou orangée (carotte, bien sûr, mais aussi courge, potiron, pamplemousse, maïs, girolles, etc.), ainsi que, dans une moindre mesure, le saumon ou le jaune d'œuf. Attention toutefois à ne pas consommer de caroténoïdes en excès durant la grossesse, en raison des risques, pour le développement de l'embryon, d'une présence trop importante de vitamine A, dont les carotènes sont un précurseur naturel.

Dans la famille des caroténoïdes, on peut aussi citer le lycopène, pigment qui donne aux tomates leur belle couleur rouge. On en trouve aussi dans la pastèque ou le pamplemousse rose. Des études ont montré qu'il était efficace pour lutter contre le mauvais cholestérol : consommer 25 mg de lycopène par jour réduirait de 10 % ce fameux mauvais cholestérol.

La cuisson accroît la disponibilité du lycopène, surtout s'il est cuisiné avec une huile végétale. La quantité de 25 mg peut donc être rapidement atteinte avec 50 g de sauce tomate sur des pâtes ou 300 ml de jus de tomate. On considère qu'il protégerait des risques de maladies cardio-vasculaires et du diabète, mais aussi de plusieurs cancers, notamment ceux de l'œsophage, du côlon et de la bouche.

Les brocolis

Cette variété de crucifères, famille dont nous avons eu l'occasion de parler à plusieurs reprises (voir pages 69, 95 et 131) contient des composés dotés de propriétés antioxydantes : de la lutéine et de la zéaxanthine, mais aussi de la vitamine C et de l'acide folique (vitamine B9). Dans une étude réalisée à l'université de Milan sur 27 jeunes fumeurs sains, les volontaires ont consommé tous les jours pendant dix jours, en plus de leur alimentation habituelle, 250 g de brocolis cuits à la vapeur. Les analyses du sang recueilli avant et après ce régime ont montré une réduction de 25 % des altérations de l'ADN en fin de cure. La consommation de brocolis peut ainsi être associée à une protection accrue contre les lésions des brins d'ADN chez le fumeur.

→ À savoir

Le brocoli est une source remarquable de vitamines et minéraux. Une portion de 200 g (en accompagnement) couvre largement les apports journaliers recommandés en vitamines C et K, 50 % des apports en vitamine B9, 20 % en vitamines B2, B5, B6 et en calcium, 15 % en vitamine E et 10 % en magnésium et en fer. Ce légume est aussi une source de fibres intéressante (3 %).
Pour profiter de ses bienfaits, vous pouvez le consommer cru, en taboulé : détaillez-le en fleurettes que vous rincez avant de les râper en semoule fine. Ajoutez des raisins secs et un assaisonnement de votre choix.

Huîtres, poissons et fruits de mer

Le glutathion est un composé que l'on trouve dans de nombreux aliments comme l'avocat, le melon, l'asperge, la courge, la pomme de terre. On sait que le vieillissement s'accompagne d'une diminution de la circulation de cet élément dans le sang et que la maladie d'Alzheimer, la maladie de Parkinson, l'athérosclérose, la cataracte, ainsi que certains cancers, sont associés à des niveaux très faibles de glutathion. Une supplémentation est inopérante, car ce produit n'est pas bien absorbé par l'intestin. En revanche, certains éléments sont susceptibles d'en produire une fois arrivés dans le sang, en particulier le sélénium, que l'on trouve principalement dans les poissons, coquillages et fruits de mer. La championne en la matière est l'huître.

Si l'efficacité du sélénium sur le cancer n'a pas encore été démontrée, une prise régulière à petites doses pourrait limiter la dégradation des brins d'ADN. Des chercheurs ont testé l'effet antioxydant d'une poudre d'huîtres en mesurant dans le sang la réduction des lésions de l'ADN, qui ont chuté de 90 % chez les personnes ayant consommé cette substance.

➔ À savoir

Les huîtres sont peu caloriques (moins de 70 kcal/100 g). On a longtemps pensé qu'elles contenaient beaucoup de cholestérol, mais il s'agit en réalité de stérols, qui contribuent à abaisser le taux de cholestérol sanguin. Elles sont également riches en fer (plus de 2 mg/100 g), en calcium (90 mg/100 g), en zinc, en phosphore et en sélénium. On n'oubliera pas toutefois leur richesse naturelle en sodium.
Si leur texture vous rebute, essayez-les hachées très finement (en tartare) ou simplement pochées et servies avec une sauce légère.

Le café

C'est une des boissons les plus consommées au monde, et son action antioxydante est largement reconnue contre la cirrhose du foie, certains cancers et certains troubles neurodégénératifs. L'effet du café sur l'oxydation de l'ADN a été mis en valeur par cette expérience conduite sur 38 volontaires : pendant cinq jours, la moitié devait boire

800 ml de café, tandis que l'autre moitié absorbait de l'eau en quantité équivalente. Les volontaires du premier groupe présentaient une oxydation moindre de leur ADN.

→ À savoir

Le café est une boisson psychoactive. On distingue l'arabica, cultivé à haute altitude en Amérique du Sud et qui possède un goût subtil et une faible teneur en caféine, et le robusta, principalement produit en Afrique et en Indonésie, et qui contient deux fois plus de caféine que l'arabica, avec un goût moins raffiné.
Ses principales propriétés sont liées à la présence de caféine qui agit comme un stimulant intellectuel. Ses grains sont également riches en fibres alimentaires solubles, d'où son effet laxatif. Précisons aussi que les tanins du café peuvent empêcher l'absorption du fer d'origine végétale.
Le café contient par ailleurs des quantités non négligeables de potassium (30 à 100 mg/100 ml) et de vitamine B3 (0,7 mg/100 ml).
Attention toutefois à la caféine : son activité dans l'organisme cesse entre deux heures et demie et quatre heures et demie après consommation chez un adulte, mais se maintient jusqu'à quinze heures chez la femme enceinte. Cette activité se prolonge encore pour les personnes souffrant de troubles hépatiques ou chez les femmes sous contraceptifs. À l'inverse, elle diminue en cas de tabagisme et de prise de vitamine C, mais limite alors l'absorption de certains médicaments.

Le curcuma

Sa richesse en polyphénols lui confère des propriétés antioxydantes élevées. Une étude a ainsi montré que sa consommation pouvait réduire le risque de formation de métastases chez la souris. Une autre étude suggère qu'il permettrait de ralentir la croissance des tumeurs chez des souris atteintes d'un cancer de la prostate. Dans le cancer du cerveau, il pourrait venir en soutien d'une chimiothérapie[58]. Mieux encore, il induirait la mort des cellules cancéreuses et stimulerait l'évolution des cellules souches en neurones[59].

Les herbes aromatiques

Toutes les herbes aromatiques ont des propriétés antioxydantes qui pourraient aider à prévenir certains cancers en lien avec une dégradation de l'ADN. Et comme elles apportent de la saveur dans nos assiettes, n'hésitons pas à en ajouter à nos aliments, en variant les plaisirs.

LA « POSOLOGIE »

Les quantités recommandées sont surtout utiles en prévention, à partir des éléments fournis par quantité d'études expérimentales, aucune donnée avérée ne permettant de préconiser leurs effets à titre curatif.

➔ **Carottes :** 100 g par jour (ou encore potiron, patate douce, etc.)

➔ **Brocolis :** 200 g trois fois par semaine.

➔ **Huîtres :** 12 par semaine (ou bien 300 g de bulots ou de crevettes grises ou roses décortiquées).

➔ **Café :** 2 tasses de 40 ml par jour.

➔ **Curcuma :** 5 g par jour, de préférence avec un peu de poivre.

➔ **Herbes aromatiques :** tous les jours, à volonté sur vos salades, plats, etc.

RECETTES

Tartare d'huîtres, carottes et fenouil

Ingrédients pour 2 personnes

24 huîtres — 1 carotte — 1 bulbe de fenouil — 1 échalote — ½ citron — 1 brin de persil plat — Baies roses — Sel, poivre

1. Ouvrez les huîtres et hachez-les finement.

2. Rincez, épluchez et émincez les légumes. Pelez et émincez l'échalote.

3. Mélangez les huîtres, les légumes, l'échalote, le persil ciselé, les baies concassées, puis arrosez de jus de citron et ajustez l'assaisonnement. Dégustez sans attendre.

Cubes de saumon aux graines de sésame, taboulé de crucifères

Ingrédients pour 2 personnes

1 bouquet de chou-fleur — 1 bouquet de brocoli — 250 g de pavé de saumon — 2 c. à s. de graines de sésame dorées — 2 pincées de curcuma — 1 blanc d'œuf — 1 c. à s. d'huile de noisette — 1 c. à s. de vinaigre de Xérès — 2 c. à s. de sauce soja — Sel, poivre

1. Rincez les légumes. Râpez le chou-fleur et les brocolis pour obtenir une sorte de taboulé fin. Assaisonnez avec l'huile et le vinaigre et réservez au frais.

2. Découpez le pavé de saumon en gros cubes.

3. Mélangez les graines de sésame et le curcuma dans une assiette creuse. Battez le blanc d'œuf à la fourchette dans une autre assiette creuse, salez et poivrez.

4. Passez les cubes de saumon dans le blanc d'œuf, puis roulez-les dans les graines de sésame.

5. Faites chauffer à sec une poêle antiadhésive pour y faire dorer les cubes de saumon, jusqu'à ce que le poisson soit cuit à cœur.

6. Servez les dés de saumon sur un lit de taboulé de crucifères. Disposez un ramequin de sauce soja sur la table pour y tremper les cubes de saumon avant dégustation.

Chutney de tomates

Ingrédients pour 4 personnes

3 tomates bien mûres — 1 pomme — 2 gousses d'ail — 1 c. à s. de moutarde à l'ancienne — 10 cl de vinaigre balsamique — 1 c. à c. de coriandre en poudre — 1 c. à c. de gingembre en poudre — 1 c. à c. de curcuma — 1 pincée de piment doux en poudre — 30 g de raisins secs — Sel

1. Pelez, épépinez et découpez les tomates et la pomme en petits morceaux.
2. Pelez et mixez l'ail.
3. Faites chauffer dans une casserole, pendant quelques secondes, la moutarde, l'ail, le vinaigre et les épices, puis incorporez les dés de tomates et de pomme, ainsi que les raisins secs. Salez. Laissez cuire à feu moyen pendant 10 minutes.
4. Servez ce chutney chaud avec un poisson ou une viande blanche.

Crumble courgette-patate douce

Ingrédients pour 1 personne

40 g de pain complet rassis — 1 gousse d'ail — 1 pincée de cumin — 200 g de courgette — 160 g de patate douce — 40 g de mozzarella — 1 c. à c. d'huile d'olive — 1 pincée de noix de muscade râpée — Sel, poivre

1. Préchauffez le gril du four.
2. Faites griller les tranches de pain complet (elles doivent être bien sèches et dorées), frottez-les avec la gousse d'ail, puis mixez-les en fine chapelure avec le cumin.
3. Rincez et épluchez la courgette et la patate douce. Détaillez-les en petits cubes. Faites-les cuire à la vapeur pendant 10 minutes environ, en veillant à ce que leur chair reste croquante.
4. Transvasez les légumes dans un plat allant au four avec la mozzarella en dés, l'huile d'olive, du sel, du poivre et la noix de muscade. Mélangez bien.
5. Parsemez de chapelure et enfournez pour 20 minutes à 250 °C. Servez chaud.

Tiramisu léger fraises-café

Ingrédients pour 1 personne

1 œuf — 1 c. à s. de sucre roux — 2 petits-suisses nature à 4 % de MG maximum — 1 cm de gousse de vanille — 10 cl de café — 3 boudoirs — 150 g de fraises

1. Cassez l'œuf en séparant le blanc du jaune.
2. Battez le blanc d'œuf en neige ferme avec la moitié du sucre. Fouettez les petits-suisses avec le jaune d'œuf, le reste de sucre et les graines de la gousse de vanille. Incorporez délicatement le blanc en neige à l'aide d'une spatule.
3. Dans une assiette creuse, versez le café et trempez rapidement chaque boudoir dedans. Coupez les boudoirs en deux.
4. Rincez les fraises, puis équeutez-les. Mixez-en la moitié pour obtenir un coulis et passez-le éventuellement au chinois pour éliminer les graines. Détaillez les fraises restantes en tranches.
5. Au fond d'un verre transparent assez large, disposez 3 demi-boudoirs au café et répartissez dessus un peu de coulis de fraises, puis la moitié des petits-suisses fouettés et quelques tranches de fraises. Renouvelez l'opération en alternant les mêmes ingrédients et terminez par quelques tranches de fraises joliment réparties sur le dessus.
6. Réservez au frais pendant au moins 1 heure et sortez juste avant de servir. Bon appétit !

Abricots rôtis au curcuma

Ingrédients pour 1 personne

3 abricots — ½ citron — 50 g de ricotta — Quelques gouttes d'eau de fleur d'oranger — 1 c. à c. de miel — 1 pincée de cannelle — 1 pincée de curcuma

1. Préchauffez le four à 200 °C (th. 6-7).
2. Rincez les abricots, coupez-les en deux et jetez les noyaux.
3. Pressez le demi-citron, puis mélangez le jus avec la ricotta, l'eau de fleur d'oranger, le miel et les épices.
4. Dressez les abricots dans un plat allant au four et garnissez de la préparation à la ricotta.
5. Enfournez pour 30 minutes, jusqu'à ce que les abricots soient fondants et bien rôtis. Dégustez sans attendre.

RECETTES BONUS

SIX PETITS DÉJEUNERS SANTÉ

Voici quelques idées de petits déjeuners qui combinent les vertus de plusieurs aliments étudiés dans ce livre.

Petit déjeuner n° 1

1 thé vert.
Porridge aux amandes et abricots secs : 40 g de flocons d'avoine, 20 cl de lait demi-écrémé, 10 g d'amandes concassées, 20 g de figues séchées, 1 c. à s. de graines de chia, 1 c. à c. de miel.

Petit déjeuner n° 2

1 verre de lait fermenté frappé avec 1 c. à s. de cacao maigre et épices (cannelle, badiane, vanille).
2 belles tranches de pain complet, avec 1 c. à s. de purée de noisettes.
1 kiwi.

Petit déjeuner n° 3

Infusion curcuma-gingembre avec 1 c. à c. de miel.
4 tartines craquantes à la farine de seigle et graines de sésame, avec 50 g de fromage de chèvre frais et 15 g de noix concassées.
½ pamplemousse.

Petit déjeuner n° 4

1 café.
1 œuf à la coque.
2 belles tranches de pain complet grillées, garnies d'une concassée de tomates à l'huile d'olive.
1 salade de fruits rouges.

Petit déjeuner n° 5

1 thé vert.
2 belles tranches de pain de seigle.
1 tranche de saumon fumé.
1 yaourt au bifidus fouetté et salé, au jus de citron, ciboulette.
½ mangue.

Petit déjeuner n° 6

1 café.
4 tartines craquantes à la farine de seigle avec 2 c. à c. de purée d'amandes saupoudrée de cacao.
1 grand verre de jus de carotte, orange, citron et cannelle.

SIX SOUPES SANTÉ CHAUDES OU FROIDES

Voici quelques idées de soupes qui combinent les vertus de plusieurs aliments étudiés dans ce livre. Idéales pour un dîner léger (prévoyez des quantités plus importantes) ou pour un plaisir gourmand et sain au début du repas.

Velouté de champignons aux noix, parmesan et ail

Ingrédients pour 1 personne

400 g de champignons crus — ½ gousse d'ail — 15 cl d'eau — Le jus de ½ citron — 20 g de parmesan — 1 brin de persil — 10 g de cerneaux de noix — Sel, poivre

1. Rincez les champignons, jetez l'extrémité des pieds, puis découpez grossièrement les champignons.
2. Pelez l'ail.
3. Mélangez les champignons dans une casserole avec l'eau, l'ail et le jus de citron, couvrez et laissez cuire environ 15 minutes.
4. Ajoutez le parmesan, salez et poivrez, puis mixez la préparation. Servez le velouté parsemé de persil ciselé et de noix concassées.

Velouté de chou-fleur à la muscade et œuf poché

Ingrédients pour 1 personne

½ oignon — 1 bouquet garni — 25 cl d'eau — 200 g de chou-fleur — 1 c. à s. de crème fraîche — ½ c. à c. de noix de muscade — 1 cl de vinaigre blanc — 1 œuf — 20 g de comté râpé — 1 c. à c. de persil frais — Sel, poivre

1. Épluchez et émincez l'oignon, puis faites-le revenir à sec dans une cocotte. Ajoutez le bouquet garni et versez l'eau. Ajoutez le chou-fleur et laissez cuire jusqu'à ce qu'il soit bien tendre.

2. Ajoutez la crème, la muscade, du sel et du poivre, puis mixez la soupe. Réservez à feu doux.

3. Pendant ce temps, dans une casserole assez large (type sauteuse), faites chauffer environ ½ litre d'eau et le vinaigre jusqu'à léger frémissement.

4. Cassez l'œuf dans une louche pour le déposer délicatement dans l'eau frémissante. Enrobez le jaune avec le blanc à l'aide d'une écumoire. Laissez cuire 3 à 4 minutes.

5. Retirez l'œuf à l'aide de l'écumoire et rafraîchissez-le à l'eau fraîche pour éliminer la saveur vinaigrée.

6. Versez le velouté de chou-fleur bien chaud dans un bol, ajoutez l'œuf poché, puis parsemez de comté râpé et de persil ciselé. Dégustez sans attendre.

Cappuccino d'artichauts

Ingrédients pour 4 personnes

2 échalotes — 800 g de fonds d'artichauts frais ou surgelés — 1 bouquet garni — Quelques brins de ciboulette fraîche — 1 yaourt au bifidus — 10 cl de lait fermenté — Le jus de ½ citron — 1 blanc d'œuf — 2 c. à s. de graines de lin — 1 pincée de paprika — 1 c. à s. d'huile d'olive — Sel, poivre

1. Pelez et émincez les échalotes, puis faites-les revenir dans une cocotte avec l'huile, jusqu'à ce qu'elles soient bien dorées.

2. Découpez les fonds d'artichauts en dés et ajoutez-les dans la cocotte. Versez de l'eau à mi-hauteur et ajoutez le bouquet garni. Laissez cuire à feu moyen pendant 30 minutes.

3. Pendant ce temps, rincez et ciselez la ciboulette.

4. Fouettez le yaourt avec le lait fermenté et le jus de citron. Ajoutez la ciboulette ciselée, salez et poivrez.

5. Battez le blanc d'œuf en neige ferme avec une pincée de sel. Incorporez délicatement au yaourt fouetté et réservez au frais.

6. Faites dorer les graines de lin à sec dans une poêle antiadhésive.

7. Dès que l'artichaut est bien fondant, mixez le potage en velouté. Servez dans des bols et déposez sur le dessus 1 cuillerée à soupe de mousse au yaourt. Décorez avec les graines de lin dorées et saupoudrez de paprika. Dégustez aussitôt !

Soupe glacée d'avocat au pamplemousse

Ingrédients pour 1 personne

½ pamplemousse — ½ avocat — 1 pincée de paprika — 1 pincée de cumin en poudre — ½ échalote — 1 brin de coriandre fraîche — Sel, poivre

1. Prélevez 3 quartiers du pamplemousse. Pressez le reste du fruit afin de récupérer le jus.

2. Prélevez la chair de l'avocat, puis mixez-la avec le jus de pamplemousse et les épices. Salez et poivrez, puis réservez au frais (ajoutez éventuellement un peu d'eau froide pour détendre la soupe si vous souhaitez obtenir une consistance plus liquide).

3. Pelez et émincez l'échalote. Rincez et ciselez la coriandre.

4. Dressez dans une assiette creuse le velouté d'avocat, décorez avec les quartiers de pamplemousse, l'échalote et la coriandre. Dégustez aussitôt !

Super-soupe orange !

Ingrédients pour 2 personnes

200 g de courge butternut — 2 carottes — 150 g de céleri-rave — ¼ d'oignon — 1 orange — ½ c. à c. de curcuma — 1 bouquet garni — 1 c. à c. de graines de fenouil — 1 c. à c. de persil — 2 c. à s. d'huile d'olive — Sel, poivre en grains

1. Rincez et épluchez les légumes. Découpez-les en petits dés réguliers. Conservez les graines de la courge.
2. Pelez et émincez l'oignon finement. Pressez l'orange.
3. Dans une cocotte, faites revenir l'oignon avec la moitié de l'huile. Ajoutez les légumes et laissez colorer quelques minutes en remuant.
4. Déglacez avec le jus d'orange, puis ajoutez de l'eau à mi-hauteur. Assaisonnez avec le curcuma, du sel, du poivre et le bouquet garni. Laissez cuire 20 minutes : les légumes doivent rester un peu fermes.
5. Pendant ce temps, faites griller à sec les graines de fenouil quelques minutes dans une poêle antiadhésive. Réservez-les.
6. Mettez les graines de courge bien nettoyées et essuyées dans un sac de congélation, ajoutez le reste d'huile et une pincée de sel. Remuez, puis répartissez le contenu du sac dans la poêle chaude et laissez dorer quelques minutes, en remuant souvent.
7. Servez la soupe (sans la mixer) dans des bols, puis décorez de persil ciselé et de graines de fenouil et de courge. Bon appétit !

Gaspacho et quenelle de fromage de chèvre au pesto

Ingrédients pour 4 personnes

4 tomates — 1 concombre — 1 poivron jaune — 1 oignon — 150 g de fromage de chèvre frais — Quelques feuilles de basilic frais — 2 tiges de persil frais — 2 c. à s. de pignons de pin — 2 c. à s. d'huile d'olive — 1 c. à s. de vinaigre balsamique — Sauce au piment (facultatif) — Sel, poivre

1. Rincez les légumes. Épluchez le concombre. Éliminez les graines du poivron et coupez la chair en dés. Pelez les tomates et hachez-les grossièrement.

2. Mixez les tomates avec le concombre, l'oignon, la moitié de l'huile et le vinaigre. Salez et poivrez.

3. Mélangez le fromage de chèvre avec le reste d'huile et les herbes fraîches ciselées. Réservez.

4. Faites dorer les pignons à sec.

5. Dressez le gaspacho dans des assiettes de service, ajoutez une quenelle de fromage de chèvre, puis terminez avec les dés de poivron jaune et les pignons grillés.

6. Ajoutez quelques gouttes de sauce au piment et dégustez sans attendre. Bon appétit !

SOURCES

1. J. Folkman et R. Kalluri, « Cancer without disease », *Nature*, 26 février 2004.

2. Abdel-Gadir *et al.*, « Microbiota therapy acts via a regulatory T cell MyD88/RORγt pathway to suppress food allergy », *Nature Medicine*, 24 juin 2019.

3. S. Viaud *et al.*, « The intestinal microbiota modulates the anticancer immune effects of cyclophosphamide », *Science*, 22 novembre 2013.

4. R. Kariv *et al.*, « Resorting the function of the colorectal cancer gatekeeper adenomatous polyposis coli », *International Journal of Cancer*, 8 juillet 2019.

5. D. Nagy-Szakal *et al.*, « Fecal metagenomic profiles in subgroups of patients with myalgic encephalomyelitis/chronic fatigue syndrome », *Microbiome*, 26 avril 2017.

6 J. Beulens *et al.*, « The role of menaquinones (vitamin K2) in h.uman health », *Bristish Journal of Nutrition*, 28 octobre 2013.

7. S. H. Kwak *et al.*, « Cancer Preventive Potential of Kimchi Lactic Acid Bacteria (Weissella cibaria, Lactobacillus plantarum) », *Journal of Cancer Prevention*, 31 décembre 2014.

8. A.F. Athiyyah *et al.*, « Lactobacillus plantarum IS-10506 activates intestinal stem cells in a rodent model », *Beneficial Microbes*, 4 mai 2018.

9. B. Sozanska, « Raw cow's milk and its protective effect on allergies and asthma », *Nutrients*, 3 février 2019.

10. K. Tillisch *et al.*, « Consumption of fermented milk product with probiotic modulates brain activity », *Gastroenterology*, juin 2013.

11. X. Zheng *et al.*, « Yogurt consumption and risk of conventional and serrated precursors of colorectal cancer », *Gut*, 17 juin 2019.

12. A. Peters *et al.*, « Metabolites of lactic acid bacteria present in fermented foods are highly potent agonists of human hydroxy-carboxylic acid receptor 3 », *PLoS Genetics*, 23 mai 2019.

13. L. Kellingray *et al.*, « Consumption of a diet rich in Brassica vegetables is associated with a reduced abundance of sulphate-

reducing bacteria : a randomised crossover study », *Molecular Nutrition and Food Research*, 10 mars 2017.
14. Cohen J.H. *et al.*, « Fruit and vegetable intakes and prostate cancer risk », *Journal of the National Cancer Institute*, 5 janvier 2000.
15. H.D. Holscher *et al.*, « Walnut consumption alters the gastrointestinal microbiota, microbially derived secondary bile acids, and health markers in healthy adults : a randomized controlled trial », *Journal of Nutrition*, 3 mai 2018.
16. J. Folkman, « Tumor angiogenesis : therapeutic implications », *The New England Journal of Medicine*, 18 novembre 1971.
17. Duo Li *et al.*, « Intake of fish and marine n-3 polyunsaturated fatty acids and risk of breast cancer: meta-analysis of data from 21. independent prospective cohort studies », *British Medical Journal*, 27 juin 2013.
18. X. Xin *et al.*, « Tomato consumption and prostate cancer risk : a systematic review and meta-analysis », *Scientific Reports*, 14 novembre 2016.
19. S.H. Tu *et al.*, « An apple a day to prevent cancer formation : reducing cancer risk with flavonoids », *Journal of Food and Drug Analysis*, 25 janvier 2017.
20. A. Briggs *et al.*, « A statin a day keeps the doctor away : comparative proverb assessment modelling study », *The British Medical Journal*, 17 décembre 2013.
21. C.A. Thompson, « Antioxidant intake from fruits, vegetables and other sources and risk of non-Hodgkin's lymphoma : the Iowa Women's Health Study », *International Journal of Cancer*, 15 février 2010.
22. O. Legendre *et al.*, « Oleocanthal rapidly and selectively induces cancer cell death via lysosomal membrane permeabilization », *Molecular and Cellular Oncology*, 6 juillet 2015.
23. Y. Bao *et al.*, « Association of nut consumption with total and cause-specific mortality », *The New England Journal of Medicine*, 21 novembre 2013.

24. C. Fuchs *et al.*, « Nut consumption and survival in patients with stage III colon cancer : results from CALGB 89803 (Alliance) », *Journal of Clinical Oncology*, 10 avril 2018.
25. V.R. Preedy, *Cancer : Oxidative Stress and Dietary Antioxidants*, Academic Press, 2014.
26. J. Lee *et al.*, « Alcohol intake and renal cell cancer in a pooled analysis of 12 prospective studies », *Journal of the National Cancer Institute*, 16 mai 2007.
27. X. Dai *et al.*, « Consuming Lentinula edodes (shiitake) mushrooms daily improves human immunity : a randomized dietary intervention in healthy young adults », *Journal of the American College of Nutrition*, 11 avril 2015.
28. S.C. Jeong *et al.*, « Dietary intake of Agaricus bisporus white button mushroom accelerates salivary immunoglobine A secretion in healthy volunteers », *Nutrition*, mai 2012.
29. M.P. Nantz *et al.*, « Supplementation with aged garlic extract improves both NK and γδ-T cell function and reduces the severity of cold and flu symptoms : a randomized, double-blind, placebo-controlled nutrition intervention », *Clinical Nutrition*, 12 décembre 2011.
30. S. Percival, « Aged garlic extract modifies human immunity », *Journal of Nutrition*, février 2016.
31. Y. Li *et al.*, « Sulforaphane, a dietary component of broccoli/broccoli sprouts, inhibits breast cancer stem cells », *Clinical Cancer Research*, mai 2010.
32. C. Ceci *et al.*, « Ellagic acids inhibits bladder cancer invasiveness and in vivo tumor growth », *Nutrients*, 22 novembre 2016.
33. C.A. Rowe *et al.*, « Regular consumption of concord grape juice benefits human immunity », *Journal of Medicine Foods*, 18 janvier 2011.
34. L.S. McAnulty *et al.*, « Effect of blueberry ingestion on natural killer cell counts, oxidative stress, and inflammation prior to and after 2.5 h of running », Applied Physiology, Nutrition and Metabolism, 23 novembre 2011.

35. J. R. Friedman *et al.*, « Capsaicin and natural capsaicin-like compounds suppress metastasis in lung adenocarcinoma », *The Faseb Journal*, article mis en ligne le 1er avril 2019.
36. A. Singh *et al.*, « Regulation of transforming growth factor β–activated kinase activation by epigallocatechin-3-gallate in rheumatoid arthritis synovial fibroblasts », *Arthritis and Rheumatology*, 25 janvier 2016.
37. C. Ginestier *et al.*, « La cellule souche cancéreuse : un pilote aux commandes du cancer du sein », *Médecine/Sciences*, 15 décembre 2007.
38. K. Youngyo et K. Youjin, « Flavonoid intake and mortality from cardiovascular disease and all causes: A meta-analysis of prospective cohort studies », Clinical Nutrition ESPEN, août 2017.
39. C. Heiss *et al.*, « Improvement of endothelial function with dietary flavanols is associated with mobilization of circulating angiogenic cells in patients with coronary artery disease », *Journal of the American College of Cardiology*, 13 juin 2010.
40. J. Vanama *et al.*, « Resveratrol suppresses human colon cancer cell proliferation and induces apoptosis via targeting the pentose phosphate and the talin-FAK signaling pathways-A proteomic approach », *Proteome Science*, 17 août 2011.
41. C. Cilibrasi *et al.*, « Resveratrol Impairs Glioma Stem Cells Proliferation and Motility by Modulating the Wnt Signaling Pathway », PLoS One, 12 janvier 2017.
42. H.S. Jeong et al., « Black raspberry extract increased circulating endothelial progenitor cells and imporved arterial stiffness in patients with metabolic syndrome : a randomized controlled trial », *Journal of Medicinal Food*, 13 avril 2016.
43. J. Turgeon *et al.*, « Fish oil-enriched diet protects against ischemia by improving angiogenesis, endothelial progenitor cell function and postnatal neovascularization », *Atherosclerosis*, août 2013.
44. Chapkins *et al.*, « Interactive effects of fatty acid and butyrate-induced mitochondrial Ca(2+) loading and apoptosis in colonocytes », *Cancer*, 1er décembre 2011.

45. C. Perez-Ternero *et al.*, « Ferulic acid, a bioactive component of rice bran, improves oxidative stress and mitochondrial biogenesis and dynamics in mice and in human mononuclear cells », *The Journal of Nutritional Biochemistry*, octobre 2017.
46. J. You *et al.*, « Curcumin induces therapeutic angiogenesis in a diabetic mouse hindlimb ischemia model via modulating the function of endothelial progenitor cells », *Stem Cell Research and Therapy*, 3 août 2017.
47. G. Sarafian *et al.*, « Topical turmeric microemulgel in the management of plaque psoriasis : a clinical evaluation », *Iranian Journal of Pharmaceutical Research*, été 2015.
48. S. Mukherjee *et al.*, « Unique synergistic formulation of curcumin, epicatechin gallate and resveratrol, tricurin, suppresses HPV E6, eliminates HPV+ cancer cells, and inhibits tumor progression », *Oncotarget*, 29 mars 2017.
49. S. Aswal *et al.*, « A molecular approach on the protective effects of mangiferin against diabetes and diabetes-related complications », *Current Diabetes Review*, 4 octobre 2019.
50. M. Lauricella *et al.*, « The anti-cancer effect of Mangifera indica L. Peel extract is associated to γH2AX-mediated apoptosis in colon cancer cells », *Antioxydants*, 22 septembre 2019.
51. D. Grassi *et al.*, « Black tea increases circulating endothelial progenitor cells and improves flow mediated dilatation counteracting deleterious effects from a fat load in hypertensive patients : a randomized controlled study », *Nutrients*, 16 novembre 2016.
52. S. Elbaz-Hayoun *et al.*, « Evaluation of antioxidant treatments for the modulation of macrophage function in the context of retinal degeneration », *Molecular Vision*, 5 septembre 2019.
53. D. Ornish *et al.*, « Effect of comprehensive lifestyle changes on telomerase activity and telomere length in men with biopsy-proven low-risk prostate cancer: 5-year follow-up of a descriptive pilot study », *The Lancet*, 17 septembre 2013.
54. Nicole Foley *et al.*, « Growing old, yet staying young : the role of telomeres in bats' exceptional longevity », *Science Advance*, 7 février 2018.

55. M. Sanlorenzo et al., « The risk of melanoma in airline pilots and cabin crew: a meta-analysis », *JAMA Dermatology*, janvier 2015.
56. B.T. Heijmans *et al.*, « Persistent epigenetic differences associated with prenatal exposure to famine in humans », *PNAS*, 4 novembre 2008.
57. S.B. Astley *et al.*, « Evidence that dietary supplementation with carotenoids and carotenoid-rich foods modulates the DNA damage: repair balance in human lymphocytes », *The British Journal of Nutrition*, janvier 2004.
58. M.C. Perry *et al.*, « Curcumin inhibits tumor growth and angiogenesis in glioblastoma xenografts », *Molecular Nutrition and Food Research*, 4 août 2010.
59. J. Kang *et al.*, « Curcumin-induced histone hypoacetylation: the role of reactive oxygen species », *Biochemical Pharmacology*, 15 avril 2005.

TABLE DES RECETTES

Microbiote

Système vasculaire

Immunité

Cellules souches

Code génétique

Recettes bonus